MEIN ICH HAT GEWICHT

STARK SEIN GEGEN MAGERSUCHT

DOROTHE VERBEEK UND
GUNTER GROEN

Dorothe Verbeek und Gunter Groen

Mein Ich hat Gewicht

Stark sein gegen Magersucht

1. Auflage 2025

ISBN: 978-3-96605-339-3
ISBN E-Book (PDF): 978-3-96605-377-5
ISBN E-Book (EPUB): 978-3-96605-378-2

Bibliografische Information der Deutschen Nationalbibliothek
Die Deutsche Nationalbibliothek verzeichnet diese Publikation in der Deutschen Nationalbibliografie; detaillierte bibliografische Daten sind im Internet über https://portal.dnb.de abrufbar.

Psychiatrie Verlag GmbH
Ursulaplatz 1
50668 Köln
info@psychiatrie-verlag.de

Lektorat: Uwe Britten, Eisenach

Illustrationen: Rosa Linke, Weimar

Umschlagkonzeption und -gestaltung: Michael Schmitz, www.grafikschmitz.de, Arnbruck, unter Verwendung eines Bildes von Ryan Jacobson/unsplash.com

Typografie und Satz: Alexander Klar, Jessen (Elster)

Druck und Bindung: Westermann Druck Zwickau

MEIN ICH HAT GEWICHT

STARK SEIN GEGEN MAGERSUCHT

DOROTHE VERBEEK UND
GUNTER GROEN

BALANCE ratgeber

INHALT

DOWNLOADMATERIALIEN

ARBEITSBÖGEN IM ÜBERBLICK

01 Typische Merkmale einer Magersucht
02 Körperliche und psychische Folgeprobleme
03 Woher kommt meine Magersucht?
04 Das alles bin ich
05 Aktivitätenliste
06 Porträt meiner Magersucht
07 Funktion der Magersucht
08 Was mir wichtig ist
09 Auf dem Weg zu meinen Zielen
10 Mein Gefühlskreis
11 Gefühlswörter
12 Probleme ansprechen: Ich hab was auf dem Herzen
13 Meine Gefühle kennenlernen
14 Die strenge Kritikerin und Antreiberin
15 Selbstfürsorge: Die gute Freundin in mir
16 Schenke dir Selbstmitgefühl
17 Gut lernen: Ein paar Tipps
18 Die Stimme der Magersucht entmachten
19 Magersuchtsgedanken hinterfragen und verändern
20 Mein Essprotokoll
21 Meine Gewichtskurve
22 Dinge, die mir und meinem Körper guttun
23 Säulen meiner Gesundheit: Auch in Zukunft gut auf mich achten

Der Zugangscode befindet sich auf Seite 16.

VORWORT

Hallo, schön, dass du unser Buch zur Hand genommen hast!

Vielleicht bist du von einer Magersucht betroffen oder leidest unter einem starken Drang, abnehmen zu wollen. Vielleicht bist du dir aber auch gar nicht sicher, ob dein Umgang mit Essen bereits zu einem Problem geworden ist. So oder so, es ist gut, dass du dich mit dem Thema auseinandersetzt und mehr erfahren willst.

Wir wissen aus unserer langjährigen therapeutischen Erfahrung in der Arbeit mit Jugendlichen und auch aus der Forschung: Eine Magersucht ist eine psychische Erkrankung, für die Mädchen oft Jahre benötigen, um sie zu überwinden.

Gerade weil eine Magersucht so schwer zu überwinden ist, möchten wir dir mit unserem Buch zur Seite stehen. Viele Erlebnisse und Erfahrungsberichte unserer Patientinnen fließen in Form der fiktiven Stellvertreterinnen Katy, Azra, Caro und Liane in dieses Buch ein. Vielleicht kennst du das ein oder andere auch von dir und kannst aus ihren Geschichten und Lösungsansätzen etwas dazulernen. Zudem haben wir viele Informationen, Ideen und konkrete Anregungen zusammengestellt, was auf einem Weg aus der Magersucht hilft. Das kann bei jedem Mädchen unterschiedlich sein, schließlich hat jede Jugendliche ihre eigene, persönliche Geschichte. Schau also, was zu dir passt und was für dich persönlich von Bedeutung ist. Sicher ist es manchmal anstrengend, sich mit seinen Problemen auseinanderzusetzen. Deswegen möchten wir dich ermutigen: Lass dir gerne Zeit bei der Lektüre unseres Buches und achte darauf, wieviel auf einmal dir davon guttut.

Unser Buch »Mein Ich hat Gewicht« möchte dir zeigen, dass du einzigartig und wichtig bist, und zwar mit all deinen inneren Stimmen, Empfindungen, Eigenschaften und Stärken, die zu dir gehören; dass du aber auch Energie und eine körperliche Stabilität benötigst, um all die Kraft, Individualität und Persönlichkeit zu entwickeln, die in dir steckt.

Es gibt viele Gründe, die zu einer Magersucht führen: persönliche, familiäre, körperliche, gesellschaftliche – meist kommt vieles zusammen. Zudem war die Welt in den letzten Jahren von Krisen erschüttert. Die Coronapandemie hat bei vielen Menschen zu einer Zäsur geführt. Vor allem junge Menschen waren mit den Kontaktbeschränkungen und Lockdowns in den Schulen hart getroffen. Bilder von den Auswirkungen der Kriege in der Ukraine und im Nahen Osten, Umweltkatastrophen als Folge des Klimawandels, eine Verschiebung der politischen Kräfte ins Extreme, wirtschaftliche Unsicherheiten: Es ist nachvollziehbar, wenn manche jungen Menschen das Leben als unberechenbar empfinden und in ihrem Vertrauen in die Verlässlichkeit und Sicherheit in der Welt erschüttert sind. Vielleicht trägt auch diese Entwicklung dazu bei, dass mehr Mädchen in der Kontrollierbarkeit ihres Körpers und im Rückzug nach innen Halt suchen.

Kein Buch kann eine individuelle Psychotherapie ersetzen, die bei einer Magersucht notwendig ist. Aber unser Buch kann dich vielleicht ermutigen und unterstützen. Wenn du bereits eine Therapie machst, entdeckst du sicher viele Themen, die du dort vertiefen kannst. In diesem Sinne eignet es sich auch gut zur Begleitung und Ergänzung einer Behandlung.

Bevor wir beginnen, möchten wir unseren vielen netten, klugen und mutigen Patientinnen danken. Durch eure Offenheit, euer Vertrauen und euren Mut konnten wir eure Erkrankung viel besser verstehen und Wege mit euch aus der Magersucht suchen. Wir danken Frau Koch vom Psychiatrie Verlag und Herrn Britten für das Lektorat und die vielen wertvollen Impulse. Und besonders herzlich bedanken wir uns bei unseren Familien für euren Zuspruch, eure Unterstützung und euren Rat.

Nun wünschen wir dir eine hilfreiche Lesezeit, die dich weiterbringt. Wir hoffen, dass du dich durch die Informationen noch besser kennenlernst und unsere Anregungen und Ideen dir auf deinem Weg helfen, gesund zu werden. Wenn du magst, freuen wir uns über Rückmeldungen an dv@schmid-verbeek.de.

Dorothe Verbeek und Gunter Groen, im Frühjahr 2025

BETROFFENE MÄDCHEN ERZÄHLEN

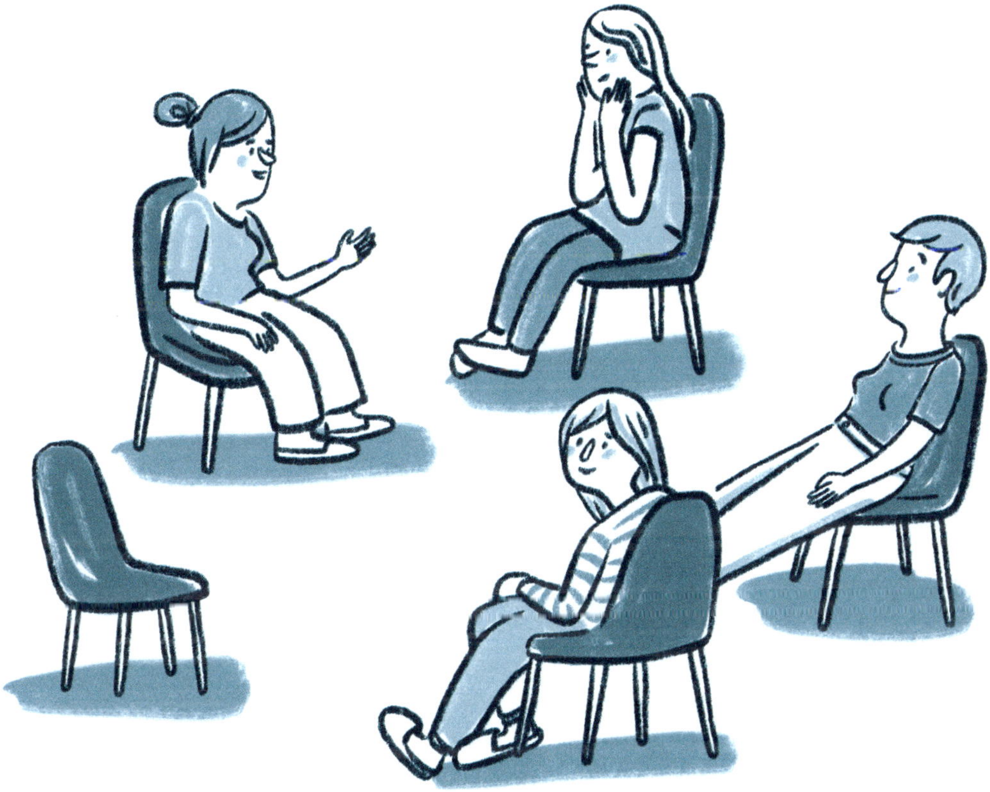

In diesem Buch lassen wir Mädchen zu Wort kommen, die an einer Magersucht erkrankt sind. Katy, Caro, Liane und Azra stehen stellvertretend für all die Jugendlichen, die wir begleiten durften. Sie nehmen uns mit auf ihrem Weg aus der Magersucht. Wir erzählen parallel, was wir über diese Erkrankung wissen und was wir von den Mädchen, die wir in der Praxis behandelt haben, lernen konnten.

> **Katy, 14 Jahre:** »Ich war größer und kräftiger als die anderen Mädchen aus meiner Klasse und habe mich sehr unwohl gefühlt. Ich wollte abnehmen und auch so zierlich aussehen wie Lilly und Maria. Irgendwie hatte ich wohl gehofft, dass die anderen mich dann mehr beachten. Am Anfang habe ich nur die Süßigkeiten weggelassen, aber mit der Zeit habe ich immer weniger gegessen. Meine Eltern haben gemerkt, dass etwas nicht stimmt. Irgendwann sind sie mit mir zu unserer Kinderärztin gegangen, die erkannte, dass ich eine Magersucht habe.«

> **Caro, 17 Jahre:** »Ich stand unter totalem Druck. Ich wollte unbedingt ein sehr gutes Abitur machen, weil ich Angst hatte, mir sonst meine Zukunft zu ruinieren. Ich hatte jedes Mal eine Art Nervenzusammenbruch, wenn eine Klausur nicht so gelaufen war, wie ich es mir vorgenommen hatte. Durch die Magersucht hatte ich zumindest das Gefühl, irgendwas unter Kontrolle zu haben. Mir war damals nicht klar, wie viel mehr eigentlich hinter der Essstörung stand.«

> **Liane, 15 Jahre:** »Meine Eltern haben sich vor drei Jahren getrennt. Sie haben sich gegenseitig viele Vorwürfe gemacht, oft ist der Streit eskaliert. Jeder von beiden zog über den anderen her. Ich habe das kaum ertragen, hab mich an den Armen selbst verletzt und immer weniger gegessen. Irgendwie half mir das Hungern. Seitdem ich so dünn bin und ins Krankenhaus musste, streiten sie sich weniger und kümmern sich mehr um mich. Ich versuche, mehr mit ihnen zu reden, aber das fällt mir sehr schwer.«

> **Azra, 16 Jahre:** »Ich verstehe mich sehr gut mit meinen Eltern. Sie müssen allerdings viel arbeiten und kommen nachmittags erst spät nach Hause. Sie sind dann ziemlich erschöpft. Ich habe mich um meine Schule gekümmert, die Wäsche und den Abwasch gemacht, gestaubsaugt und das Abendessen zubereitet. Ich wollte, dass alles fertig und schön ist, wenn sie nach Hause kommen, und wir dann Zeit miteinander haben. Irgendwie war es wohl doch alles zu viel für mich, aber das habe ich erst durch die Magersucht begriffen.«

An den verschiedenen Beispielen merkst du sicher schon, wie individuell die Hintergründe für eine Magersucht sein können. Es gibt dabei nicht nur den einen Grund, sondern es kommen verschiedene Dinge zusammen. Wir haben viele der Mädchen, die wir therapeutisch begleitet haben, am Ende der Therapie gefragt, wie sie die Magersucht rückblickend sehen. Häufig ging die Antwort in diese Richtung – aber natürlich gab es auch Mädchen, für die ganz andere Themen zentral waren:

»Es war einfach alles zu viel: zu viel Angst, nicht zu genügen. Zu viel Angst, zu enttäuschen. Zu viele Verletzungen, zu viel Schmerz, zu viel Streit. Zu viel Alleinsein.

Zu viel Ohnmacht und Wut. Zu viel schulischer Druck. Zu viel Angst vor der Zukunft. Zu viel Angst, mich so zu zeigen, wie ich wirklich bin.

In der Magersucht war es irgendwie einfacher. Mit dem Abnehmen hatte ich ein Ziel, das ich allein mit meiner Willensstärke erreichen konnte. Jedes runtergehungerte Kilo hat mich stolz und zufrieden gemacht – auch wenn dies nicht lange anhielt. Die vielen Gedanken ums Essen nahmen so viel Raum ein, dass ich mich in einer eigenen, überschaubaren Welt befand. Die anderen, schwierigen Dinge verschwammen dahinter: meine ständige Unsicherheit in der Klasse, meine Zweifel an mir selbst und wie wichtig ich anderen bin, Probleme in unserer Familie und vieles andere. Die Magersucht gab mir auf eine gewisse Art Halt, ein Gefühl von Sicherheit, von Kontrolle über mich und mein Leben. Ein bisschen vermisse ich diesen Zustand sogar.«

Und wie ging es für die Mädchen weiter? Im Buch werden wir Katy, Caro, Liane, Azra und andere immer wieder zu Wort kommen lassen. An dieser Stelle belassen wir es erst einmal dabei, wie sich Caro nach zwei Jahren Therapie äußerte:

> **Caro:** »Ich mach mir nicht mehr so viel Druck. Ich weiß nun besser, was ich kann, und habe mehr Vertrauen zu mir selbst. Aber ich habe auch verstanden, dass ich nicht alles gleich gut können kann – und vor allem, dass ich das auch nicht muss. Ich bin zufriedener mit mir, achte mehr auf meine Grenzen und meine Bedürfnisse und unternehme viel mehr mit anderen. Ich weiß noch nicht genau, was ich nach der Schule machen will, aber ich habe einen groben Plan. Und natürlich habe ich zwischendurch Angst, ob ich die richtigen Entscheidungen treffen werde. Aber mittlerweile weiß ich: Ich krieg das schon hin.«

Fragst du dich, wie Caro das geschafft hat? Auch dazu erfährst du in diesem Buch mehr. Zunächst soll es darum gehen, zu verstehen, was das überhaupt genau ist, eine Magersucht, und was man darüber weiß.

WAS GENAU IST MAGERSUCHT?

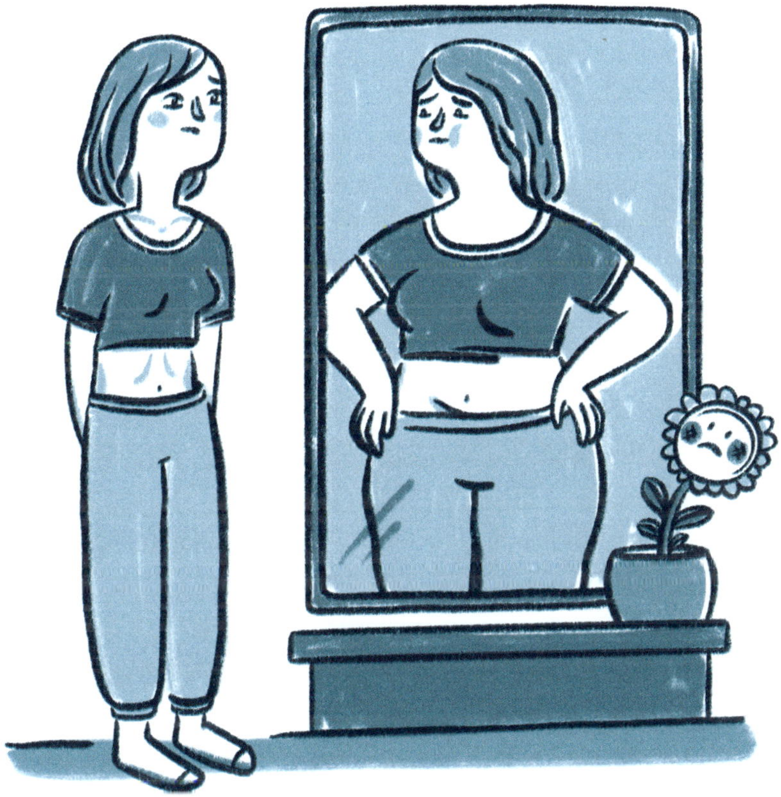

Viele Mädchen haben Probleme mit ihrem Aussehen, wollen dünner sein und machen zwischendurch eine Diät. Aber nur wenige von ihnen leiden an einer Magersucht. Wann spricht man von einer Magersucht? Woran erkennt man sie? Das sind Fragen, die wir in diesem Kapitel beantworten werden. Vielleicht ist nicht alles gleich relevant für dich. Du entscheidest, worüber du wie viel lesen willst.

ABNEHMEN – WOLLEN DAS NICHT VIELE MÄDCHEN?

Kennst du das auch von einigen Klassenkameradinnen oder Freundinnen, dass sie sich viele Gedanken um ihr Aussehen machen und gerne dünner wären? »Schlank sein wollen« ist wirklich ein großes Thema unter Mädchen. Viele sind davon überzeugt, dass man schlank sein muss, um beliebt und glücklich zu sein. Selbst Mädchen im Grundschulalter halten sich schon oft für zu dick. Etwa die Hälfte der Zehnjährigen hat bereits eine Diät gemacht. Besonders zu Beginn der Pubertät nimmt der Druck dann oft noch mal zu, dünner sein zu wollen. Dabei haben die allermeisten eine völlig normale Figur und sind eigentlich gut so, wie sie sind. Auch viele unserer Patientinnen erzählen, dass sie sich lange vor der Erkrankung schon zu dick gefühlt haben, so auch Katy.

> **Katy:** »Als ich neun oder zehn Jahre alt war, hat mein Vater oft in meinen Bauch gekniffen und über meine Speckröllchen gewitzelt. Das war überhaupt nicht böse von ihm gemeint. Aber vielleicht hat das auch dazu beigetragen, dass ich mich irgendwann zu dick fand.«

Phasen, in denen man mit dem Körper unzufrieden ist, gehören zum Erwachsenwerden dazu. Die meisten jugendlichen Mädchen kommen mit den körperlichen Veränderungen einigermaßen gut zurecht und finden sich im Großen und Ganzen in Ordnung. Aber Studien zeigen, dass 25 Prozent der 12- bis 17-jährigen Mädchen Hinweise auf eine Essstörung zeigen, also leidet immerhin jedes vierte Mädchen darunter, sich zu dick zu fühlen, macht sich Sorgen wegen ihrer Figur oder probiert immer mal wieder eine Diät aus. Einige geben an, schon mal Tabletten genommen oder erbrochen zu haben, um abzunehmen. Falls du also den Eindruck hast, dass es in deinem Umfeld etliche Mädchen gibt, die sich auch viele Sorgen um ihr Aussehen machen, und dass Abnehmen ein häufiges Thema unter euch Mädchen ist, dann mag deine Beobachtung durchaus zutreffen.

WISSEN ÜBER MAGERSUCHT

Vielleicht weißt du schon eine Menge über die Magersucht. Wenn du eine Therapie machst oder in einer Klinik warst, dann habt ihr darüber sicher geredet. Möglicherweise hast du auch im Internet recherchiert, entsprechende Social-Media-Seiten verfolgt oder mit anderen darüber geredet. Wenn du merkst, dass dir vieles noch gar nicht so richtig klar ist oder du erst seit Kurzem sehr wenig isst, dann ist es sicher gut, wenn du weiterliest und mehr über die Magersucht erfährst. Und auch, wenn du vieles schon einmal gehört hast, kann sich das Lesen lohnen: Wenn du dich mit deinen Problemen mit dem Essen und deinem Körper auseinandersetzt, ist das ein Prozess, der zu verschiedenen Zeitpunkten unterschiedliche Gedanken und Gefühle in dir anstoßen wird. Mit der Zeit wirst du dich immer mehr verstehen und dich immer besser kennenlernen.

Bevor wir dir die Erkrankung aus fachlicher Sicht beschreiben, lassen wir Azra von sich erzählen.

> **Azra:** »Am Anfang wollte ich nur etwas dünner werden, aber dann wurde der Drang, abzunehmen, immer stärker. Den ganzen Tag habe ich übers Essen nachgedacht, mir Pläne und Listen gemacht, wann ich was esse. Nahrungsmittel habe ich in gute und schlechte eingeteilt, je nachdem, wie viel Fett oder Zucker sie enthalten. ›Gut‹ waren eigentlich nur Gemüse und Salat. Ich habe ständig Kalorien gezählt, immer weiter eingespart und meine Kaloriengrenze immer niedriger gesetzt. Am Anfang habe ich mich einmal, dann mehrmals in der Woche gewogen, später sogar öfter am Tag. Ich hatte immer ein bestimmtes Gewichtsziel vor Augen, und als ich das erreicht hatte, war ich stolz, es geschafft zu haben. Aber kurz danach reichte mir das nicht mehr. Jeden Abend habe ich zusätzlich ein Work-out-Programm gemacht, um abzunehmen. Obwohl ich schon dünn war, konnte ich das selbst nicht richtig sehen. Ich hatte immer das Gefühl, dass mein Bauch und meine Beine zu dick waren.«

Eine Magersucht (der vollständige Fachbegriff lautet »Anorexia nervosa«) ist eine psychische, auch körperlich beeinflusste Erkrankung, die meist im Jugendalter auftritt und oft zu Untergewicht führt. Wer an einer Anorexie leidet, isst absichtlich wenig, um immer weiter abzunehmen. Zugleich besteht eine panische Angst vor einer Gewichtszunahme. Die Gedanken ans Essen und Gewicht bestimmen den gesamten Tag. Viele Mädchen treiben viel Sport oder machen täglich Work-outs, manche nehmen Entwässerungs- oder Abführtabletten oder erbrechen das Essen, um weiter abzunehmen. Dem Körper fehlen durch die Mangel- und Fehlernährung wichtige Nährstoffe, sodass die Erkrankung lebensbedrohlich werden kann. Und auch die Psyche wird durch das Hungern beeinflusst: Die Betroffenen fühlen sich oft traurig, ängstlich, sind schnell gereizt und ziehen sich von anderen zurück. Auch trotz der erheblichen Gewichtsabnahme nehmen sich Mädchen mit einer Anorexie immer noch als zu dick wahr, was als Körperschemastörung bezeichnet wird. Darin mag einer der Gründe liegen, warum Mädchen mit einer Magersucht sich selbst gar nicht als so krank erleben. Auf dem Bogen[1] »Typische Merkmale einer Magersucht« haben wir viele Merkmale aufgelistet. Wenn du magst, dann schau mal, was du davon bei dir beobachtest.

> **Azra:** »Ich habe gar keine richtigen Erinnerungen an das letzte Jahr. Ich habe nur weniger werden wollen, habe gehungert, mich gewogen. Das war alles.«

Eine Anorexie beginnt meistens schleichend. Es sind vor allem Mädchen und junge Frauen zwischen 13 und 18 Jahren betroffen. In dieser Lebensphase wird der Druck als besonders groß erlebt, dem gesellschaftlichen Schönheitsideal zu entsprechen. Die Magersucht beeinträchtigt erheblich die Lebensqualität und hat negative Folgen auf die persönliche Entwicklung – auf Schule, Familie, Freundschaften und Freizeit. Bei vielen Betroffenen dauert es Jahre, bis sie die Erkrankung überwunden haben. Nicht wenige benötigen im Verlauf eine monatelange Klinikbehandlung. Aus diesem Grund ist es wichtig, möglichst früh psychotherapeutische und ärztliche Hilfe zu bekommen.

An dieser Stelle wollen wir kurz von Caro berichten, die zwar viel abgenommen hatte, aber nie untergewichtig war. An ihrem Beispiel wird deutlich, wie gefährlich eine Magersucht werden kann.

> **Caro:** »Ich hatte mit 15 Jahren Übergewicht, als ich anfing, abzunehmen. Das fanden eigentlich auch alle gut. Ich habe immer weniger gegessen. Als ich fast zwanzig Kilogramm geschafft hatte, wurde ich einmal in der Schule ohnmächtig und mit dem Rettungswagen ins Krankenhaus gebracht. Ich war ein paar Tage auf der Intensivstation, weil mein Herz nur noch sehr langsam schlug. Nach zwei Wochen auf einer somatischen Station ging es mir körperlich etwas besser. Dann konnte ich in eine Fachklinik für Essstörungen verlegt werden.«

Du fragst dich vielleicht, wie man überhaupt feststellen kann, ob ein Mädchen normal-, unter- oder übergewichtig ist. Zur Einschätzung nehmen Fachleute

---

1 Der Zugangscode für die Materialien heißt: für_mich

BMI-Perzentilen zu Hilfe – wir erklären dir das kurz. Der BMI, der sogenannte Body-Mass-Index, ergibt sich aus dem Gewicht im Verhältnis zur Körpergröße. Dieser Wert wird in Bezug zu einer Vergleichsgruppe gleichaltriger Mädchen gesetzt. Anhand des BMI ist beurteilbar, ob ein Mädchen ein Normal-, Über- oder Untergewicht hat. Ein BMI im Normalbereich liegt zwischen der 10. und der 90. Perzentile.

Oft liegt das Gewicht bei einer Anorexie im Untergewichtsbereich, das muss aber nicht sein. Die Grenze zum Untergewicht ist die 10. BMI-Perzentile. Das heißt, 90 Prozent der Mädchen gleichen Alters und gleicher Größe wiegen mehr. Unterhalb der 3. BMI-Perzentile spricht man von einem kritischen Untergewicht. Den BMI kann man berechnen mithilfe dieser Internetseite: https://www.kinderaerzte-im-netz.de/mediathek/bmi-rechner/. Schau mal auf die Abbildung 1 mit den Perzentilenkurven – dann ist es leichter zu verstehen.

ABBILDUNG 1: BMI-PERZENTILENKURVEN
(NACH KROMEYER-HAUSCHILD U. A. 2001)

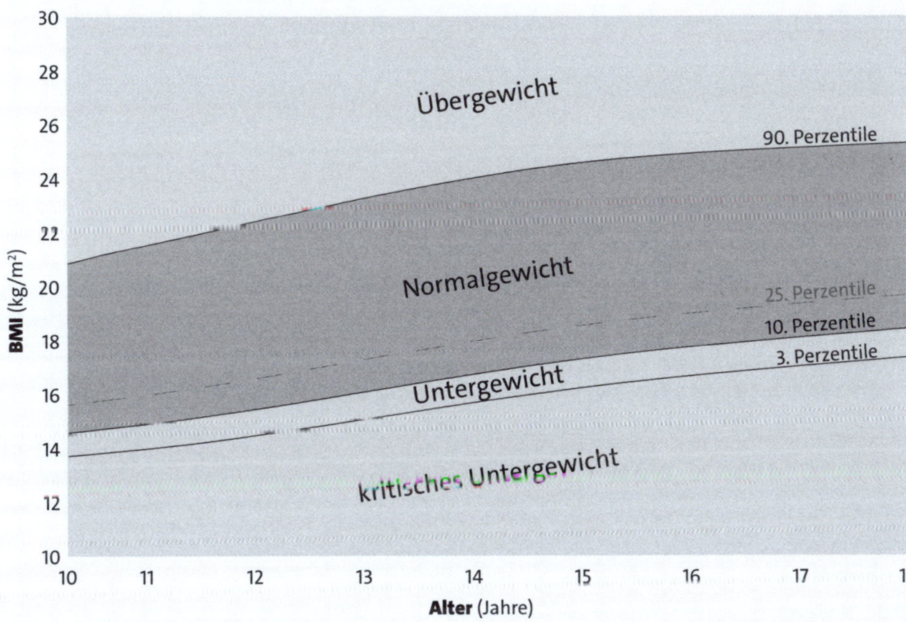

BMI-Werte und der Gewichtsverlauf über einen längeren Zeitraum helfen Fachleuten dabei, zu beurteilen, ob und wie ausgeprägt eine Magersucht vorliegt. Der BMI ist nicht das Maß aller Dinge, aber er ermöglicht eine schnelle Orientierung.

Für Ärzt*innen und Psychotherapeut*innen gibt es ein Klassifikationssystem der Weltgesundheitsorganisation (WHO), in dem alle Erkrankungen anhand bestimmter Kriterien definiert sind. Wenn dich das interessiert, dann findest du hier etwas mehr dazu.

HINTERGRUNDWISSEN: KRITERIEN DER ANOREXIA NERVOSA IN DER ICD-10

Die ICD-10 (International Statistical Classification of Diseases and Related Health Problems, 10. Ausgabe) ist ein international anerkanntes, medizinisches System, in dem Krankheiten anhand von Diagnosekriterien definiert sind. Bei der Anorexia nervosa sind in der ICD-10 bzw. in den entsprechenden Leitlinien der Fachgesellschaften folgende Kriterien angegeben:

- ein durch Hungern entstandenes Untergewicht mit einem BMI unter der sogenannten 10. BMI-Perzentile (siehe Abbildung 1) bei Kindern und Jugendlichen (bei Erwachsenen ein BMI unter 17,5) oder eine Gewichtsabnahme von mindestens 15 Prozent des Ausgangsgewichts,
- das Gefühl, zu dick zu sein (Körperschemastörung),
- kreisende Gedanken um die Themen Essen, Gewicht, Figur,
- körperliche Folgeprobleme wie Ausbleiben der Regelblutung.

Es gibt etliche Mädchen, die sehr viel Gewicht abgenommen haben, auch wenn sie nicht untergewichtig sind. Bisher wurde dann anhand der ICD-10 die Diagnose »Atypische Anorexia nervosa« vergeben. Die Schwere der Erkrankung wurde mit dieser Diagnose vielfach unterschätzt – die körperlichen, psychischen und Entwicklungsrisiken sind vergleichbar. Aus diesem Grund werden sich in der Neuauflage, der ICD-11, die Definitionskriterien für die Anorexie ändern. Dabei wird nicht mehr allein das Untergewicht als Kriterium betont, sondern das Ausmaß der Gewichtsabnahme. Auch ändert sich das BMI-Kriterium: So wird in der ICD-11 ein BMI unter 18,5 für Erwachsene und die 5. BMI-Perzentile für Kinder und Jugendliche als Kriterium angelegt.

Wenn du bereits eine Therapie machst, dann hat man dir vermutlich schon erklärt, wie dein Gewicht mit BMI-Kurven aus gesundheitlicher Perspektive objektiv einzuschätzen ist und welcher Gewichtsbereich für dich gesund ist.

Wenn du einige, aber nicht alle der beschriebenen Merkmale einer Anorexie an dir beobachtest, dann bedeutet das im Umkehrschluss nicht, dass du kein Problem hast, unter dem du leidest. Die Magersucht ist nur eine Art von Essstörung. Es gibt noch andere Formen, die wir in diesem Kapitel ebenfalls beschreiben werden. Wenn du das

Gefühl hast, ein Problem mit dem Essen zu haben, du dich in deinem Körper unwohl fühlst und deine Stimmung darunter leidet, dann ist es in jedem Fall gut, mit einer Fachperson zu sprechen. Mit ein paar Gesprächen können Psychotherapeut*innen deine Probleme gut einordnen und auch beurteilen, welche Form von Hilfe für dich sinnvoll ist. Auch wenn das etwas Überwindung und Mut kostet, kannst du dabei nichts verlieren, sondern nur gewinnen. Für manche Mädchen lohnen sich auch bereits ein paar stützende, beratende Gespräche. Und auch in diesem Buch findest du bestimmt das ein oder andere, was dir weiterhelfen kann – auch wenn du nicht an einer Anorexie leidest.

> **Frida:** »Als ich an der Essstörung erkrankt war, habe ich mich verloren gefühlt und wie in einem dauerhaften Kampf mit mir selbst.«

Nicht jede Gewichtsabnahme ist gleich ein Anlass zur Sorge. Aber wenn du einige Kilogramm innerhalb weniger Wochen oder Monate abgenommen hast, eventuell dein Menstruations-Zyklus nicht mehr regelmäßig einsetzt oder du kaum noch isst und trinkst, dann ist ein Besuch bei einer Ärzt*in auf jeden Fall anzuraten. Bei jüngeren Mädchen ist es gar nicht eine Gewichtsabnahme, die auffällt, sondern dass ein Mädchen nicht zunimmt und nicht wächst. Das kann ein Hinweis auf eine Essstörung sein, aber natürlich können auch andere Gründe dahinterstecken.

Die meisten Mädchen erkranken in einem Alter zwischen 13 und 18 Jahren, ein bis zwei Prozent sind betroffen. Diejenigen, die Leistungssport oder Sportarten betreiben, in denen das Körpergewicht eine Rolle spielt, haben ein höheres Risiko für eine Essstörung. Solche Sportarten sind beispielsweise Turnen oder Ballett, aber auch Rudern oder Judo.

So hat uns Felizitas erzählt, dass sie beim Judo möglichst in der leichteren Gewichtsklasse antreten wollte und sollte. Ihr Trainer hat sie darauf hingewiesen, dass sie gegen leichtere Gegnerinnen mehr Chancen hätte. Deshalb hat sie ein paar Kilo abnehmen sollen. Oder wie bei Jenny:

> **Jenny:** »Bis ich zwölf Jahre alt war, war ich immer die Leichteste in meiner Cheerleader-Gruppe. Bei allen Hebefiguren stand ich ganz oben – das habe ich geliebt. Als ich dann in die Pubertät kam und sich mein Körper veränderte, war ich nicht mehr die Leichteste und stand mit den anderen unten – ich wollte unbedingt wieder oben sein.«

Viele Mädchen brauchen mehrere Jahre, um wieder richtig gesund zu werden und sich in ihrem Körper und ihrem Leben richtig wohlzufühlen. Wie wir aus wissenschaftlichen Studien wissen, sind etwa die Hälfte der Betroffenen nach fünf Jahren vollständig gesund, einem Drittel geht es zumindest erheblich besser. Eine früh beginnende Behandlung verbessert die Heilungschancen. Es ist also absolut gut, dass du dich mit dir und deinen Problemen auseinandersetzt. Je mehr du dich verstehst, desto besser kannst du dir selber helfen.

WELCHE AUSWIRKUNGEN HAT HUNGERN AUF DEN KÖRPER UND DIE PSYCHE?

Wenn man über einen langen Zeitraum hungert und zu wenig von wichtigen Nährstoffen aufnimmt, dann hat das gravierende Auswirkungen auf den Körper – er sendet deutliche Alarmsignale. Bei einer Magersucht können die Auswirkungen der Mangelernährung lebensbedrohlich werden oder auf lange Sicht zu erheblichen körperlichen Problemen führen. Die Magersucht ist also eine erhebliche Gefahr für deine Gesundheit. Aus diesem Grund ist es wichtig, dass du gut informiert bist, damit du die Warnsignale erkennst und die Zusammenhänge in deinem Körper grundsätzlich verstehst. Vielleicht fällt es dir noch schwer, dich damit auseinanderzusetzen, aber nur so kannst du das Risiko erkennen und ernst nehmen. Alle Betroffenen sollten das wissen.

> **Katy:** »Mir war oft kalt, besonders an den Händen und Füßen. Und mir wurde häufig schwarz vor den Augen oder schwindelig. Manchmal hatte ich das Gefühl, dass ich umfalle. Aber irgendwie hat es mir keine richtige Angst gemacht. Das ist im Nachhinein seltsam: Erst, seit ich raus bin aus der Magersucht, bin ich erschrocken darüber, wie schlecht es meinem Körper damals ging.«

Der Körper verfügt über ein biologisch verankertes Notprogramm für Hungerperioden. Dieses setzt ein, wenn man über Wochen oder Monate zu wenig isst: Der Grundumsatz, also die Energiemenge, die der Körper für die notwendigen Lebensvorgänge benötigt, wird herabgesetzt. Der Körper spart Energie, wo er nur kann. Einige körperliche Auswirkungen der Mangelernährung können lebensbedrohlich sein. Wir haben bei der nachfolgenden Auflistung die medizinischen Fachworte in Klammern ergänzt. Dann verstehst du, was gemeint ist, falls deine Behandler*innen solche Begriffe verwenden oder du diese in Arztbriefen liest. Im Bogen 2 haben wir die körperlichen und psychischen Folgen der Magersucht aufgelistet. Auf diesem kannst du für dich markieren, welche Folgen du bei dir feststellst.

SICHTBARE KÖRPERLICHE FOLGEN DER MAGERSUCHT

Regelblutung (med.: Menstruation) → Ein klar erkennbares Zeichen dafür, dass der Körper im »Spar«-Modus ist, ist das Ausbleiben der Regelblutung (med.: sekundäre Amenorrhoe). Wenn du noch gar keine erste Monatsblutung gehabt hast, sie aber eigentlich aufgrund deines Alters zu erwarten wäre, dann spricht man von einer primären Amenorrhoe. Die Regelblutung setzt erst ab einem gesunden Gewicht (wieder) ein, wenn der Körper sich wohlfühlt und dauerhaft mit allen Nährstoffen versorgt wird, die er braucht.

Je nach Schwere der Erkrankung kann es Jahre dauern, bis die Regel wieder ganz normal abläuft. Frauen, die als Jugendliche über viele Jahre an einer Magersucht erkrankt waren, haben zum Teil Probleme, schwanger zu werden. Es mag sein, dass diese Informationen für dich erst einmal gar nicht so relevant und sehr weit weg klingen, aber für einige ältere Jugendliche, die wir therapeutisch begleiten, ist es ein wichtiges Thema, das sie beschäftigt und beunruhigt.

Ständiges Frieren und blaue Finger → Das Energiesparprogramm des Körpers führt zu einem Absenken der normalen Körpertemperatur unter 36 Grad. Die Untertemperatur ist deutlich zu spüren, denn die Betroffenen frieren, vor allem an den Händen und Füßen. Bei starker Unterkühlung verfärben sich die Finger blau (med.: Akrozyanose).

Härchen → Um der Unterkühlung entgegenzuwirken, ergreift der Körper Gegenmaßnahmen zum Wärmeschutz: Es wachsen feine Härchen am Rücken, an den Armen und Beinen und am äußeren Rand der Wangen (med.: Lanugo-Behaarung).

Haarausfall und brüchige Fingernägel → Diese Phänomene treten häufig infolge einer einseitigen Ernährung auf, da dem Körper wichtige Nährstoffe fehlen.

Wachstumsstopp → Bei Mädchen, die vor der ersten Regelblutung an einer Anorexie erkranken, ist zum Teil das Wachstum verzögert oder ganz gestoppt, sodass die Betroffenen für ihr Alter auffallend klein sind. Gut zu wissen: Der Körper kann das ausgebliebene Wachstum bei einer regelmäßigen, ausgewogenen Ernährung nachholen.

GEFÄHRLICHE KÖRPERLICHE FOLGEN DER MAGERSUCHT

Verlangsamter Herzschlag und Herzrhythmusstörungen → Nicht sichtbar, aber messbar anhand von Puls, EKG- und Blutdruckmessgeräten ist das Verlangsamen des Herzschlages (med.: Bradykardie). Auch Herzrhythmusstörungen können auftreten. Sterne sehen beim Aufstehen oder Schwindel als Zeichen von Kreislaufproblemen sind ernst zu nehmende Warnzeichen.

Wasseransammlungen und Veränderungen im Blut → Viele Mädchen trinken während der Magersucht sehr viel Wasser, um beispielsweise Hungergefühlen vorzubeugen. Dies ist einer der Gründe, warum es zu Wasseransammlungen im Körper kommen kann (med.: Ödem). Betroffen sind oft die Beine, aber auch innere Organe wie die Niere. Durch den zu hohen Wasseranteil im Körper geraten die Elektrolyte im Blut – das sind Mineralien wie Kalzium, Magnesium und Natrium – aus dem Gleichgewicht. Es können Muskelkrämpfe auftreten, wobei Krämpfe des Herzmuskels lebensgefährlich sein können. Das Gleichgewicht der Elektrolyte kann auch durch häufiges Erbrechen oder durch Abführ- oder Entwässerungstabletten (med.: Laxantien/Diuretika) aus dem Lot geraten.

Risiko von Knochenbrüchen → Im Jugendalter findet der Knochenaufbau statt. Bei chronischem Untergewicht ist dieser Prozess, bei dem auch die weiblichen Sexualhormone wie Östrogen beteiligt sind, erheblich gestört, sodass die Knochen bis zum Ende der Wachstumsphase oft nicht die nötige Dichte, also Härte erreichen. Das Risiko für Knochenbrüche wird dadurch deutlich erhöht (med.: Osteopenie/Osteoporose).

Weitere Folgeprobleme können Erschöpfung und Müdigkeit, Verstopfung, ein aufgeblähter Bauch, Auffälligkeiten im Blut, manchmal auch Entzündungen im Magen-Darm-Bereich oder Schädigungen der Nieren sein. Bei denjenigen, die erbrechen, können auch Karies oder Entzündungen der Speiseröhre auftreten.

PSYCHISCHE FOLGEN DER MAGERSUCHT

Zu wenig oder zu einseitig essen, wirkt sich nicht nur auf den Körper, sondern auch auf die psychische Verfassung aus. Das ständige Kreisen der Gedanken ums Essen ist nicht nur, aber auch eine Folge der zu geringen Nahrungsaufnahme. Und auch die verzerrte Körperwahrnehmung, also dass Mädchen mit Magersucht sich dicker wahrnehmen als sie eigentlich sind, hängt zum Teil mit der Mangelernährung zusammen. Der Einfluss auf die Stimmung ist für fast alle betroffenen Mädchen spürbar. Sie berichten, dass sie dünnhäutiger und empfindlicher sind. Sie müssen schneller weinen, sind trauriger, ängstlicher, aber auch reizbarer. Ebenso stellen viele eine Tendenz zu zwanghaften Verhaltensweisen fest: Sie schreiben viele Listen, brauchen mehr Ordnung, mehr Sauberkeit, planen mehr.

GIBT ES NOCH ANDERE ESSSTÖRUNGEN UND PSYCHISCHE ERKRANKUNGEN?

Die Anorexie ist nur eine Form von Essstörungen. Es gibt noch andere wie die Bulimia nervosa oder die Binge-Eating-Störung. Wir fassen kurz zusammen, was mit diesen Begriffen gemeint ist. Die Merkmale beschreiben nur, wie sich eine Erkrankung ausdrückt. Diagnosen sagen nichts über die Hintergründe aus, warum jemand eine Essstörung entwickelt. Was dazu beitragen kann, dass ein Mädchen an einer Magersucht erkrankt, ist unser Thema im nachfolgenden Kapitel.

> **Nadine:** »Ich habe immer wieder Essanfälle, die ich gar nicht stoppen kann. Dann stopfe ich ganz viel Zeugs in mich hinein, so lange, bis mir schlecht ist. Danach habe ich totale Panik, dass ich zunehme, und übergebe mich auf der Toilette. Ich verstehe nicht, warum ich mich nicht besser im Griff habe. Ich zugle mich die ganze Zeit, aber dann bricht es einfach durch. Ich habe Angst, dass andere bemerken, wie gestört ich eigentlich bin.«

Bulimia nervosa → Wie bei der Anorexie fühlen sich auch Menschen mit einer Bulimia nervosa sehr unwohl in ihrem Körper und wollen abnehmen, um sich besser zu fühlen. Sie geben sich strenge Essensregeln vor, was sie wann essen bzw. nicht essen dürfen. Die Betroffenen leiden zwischendurch jedoch immer wieder unter extremen Heißhungerattacken, bei denen sie völlig die Kontrolle über das Essen verlieren. Vor lauter Panik, dass sie durch den Essanfall zunehmen, erbrechen sie das Gegessene, oder sie machen ganz viel Sport oder hungern wieder sehr, um eine Gewichtszunahme zu verhindern. Weil die meisten Betroffenen sich sehr schämen, dauert es oft lange, bis sie sich psychotherapeutische Hilfe holen. Der erste Schritt kostet Mut, aber er lohnt sich. Menschen, die an einer Bulimia nervosa leiden, kann eine Psychotherapie sehr helfen.

Binge-Eating-Störung → Auch bei einer Binge-Eating-Störung leiden Menschen daran, dass sie keine Kontrolle über das Essen haben. Sie essen deutlich mehr, als sie eigentlich wollen, obwohl sie satt sind. Sie spüren einen ständigen Drang zu essen und kommen kaum zur Ruhe. Sie ergreifen allerdings keine so drastischen gewichtsregulierenden Gegenmaßnahmen wie Menschen, die an einer Bulimie leiden, und nehmen daher mit der Zeit an Gewicht zu. An einer Binge-Eating-Störung erkranken etwa gleich viele Frauen wie Männer, Erwachsene ebenso wie Jugendliche.

Sonstige Essstörungen → Viele Mädchen haben Probleme mit dem Essen und ihrem Gewicht und leiden sehr darunter, selbst wenn sie nicht alle Symptome einer Anorexie, Bulimie oder Binge-Eating-Störung haben. Das ist sogar eher die Regel als die Ausnahme. Meist vergeben Fachleute die Diagnose »Sonstige Essstörungen«, die ebenfalls Anlass für eine Psychotherapie sein kann.

Kann man neben einer Essstörung auch an einer anderen psychischen Erkrankung leiden? Ja, das ist sogar häufiger der Fall. Viele Mädchen leiden zusätzlich unter depressiven Symptomen, Ängsten oder Zwängen. Fachleute sprechen von »Komorbiditäten«, also Co-Erkrankungen.

> **Liane:** »Ich war schon zweimal wegen der Anorexie in einer Klinik. Mittlerweile schaffe ich es, regelmäßig zu essen und mein Gewicht in einem gesunden Bereich zu halten. Aber ich habe trotzdem die meiste Zeit kaum Energie, schlafe schlecht, grüble viel, bin traurig und fühl mich sehr überfordert.«

Depression → Bei einer Depression ist man nicht nur traurig, sondern man fühlt sich auch leer, einsam, manchmal wie betäubt. Viele Menschen fühlen sich kraftlos, erschöpft, alles ist zu viel. Und so ziehen sich die Betroffenen zurück und gehen nicht mehr den Aktivitäten nach, die ihnen eigentlich guttun. Die Wahrnehmung von sich selbst und vom eigenen Leben wird negativer, Selbstzweifel und Schuldgefühle nehmen zu. Manche fühlen sich so schlecht, dass sie nicht mehr leben wollen.

Wenn du manches von dem, was wir zur Depression zusammengefasst haben, von dir kennst, dann ist es wichtig, dass du in deiner Therapie und mit deinen Eltern darüber sprichst. Eine Depression ist für die Betroffenen schrecklich, aber zum Glück wissen Therapeut*innen viel über die Erkrankung und auch darüber, wie sie dir helfen können. Wenn du dich mehr mit dem Thema »Depression« beschäftigen willst, dann schau ans Ende des Buches. Dort nennen wir zu diesem und anderen Themen einige gute Internetportale und Bücher.

Ängste → Die meisten Mädchen, die an einer Magersucht leiden, fühlen sich unsicher im Kontakt mit Gleichaltrigen. Bei einigen sind diese Ängste so ausgeprägt, dass eine eigenständige Erkrankung, eine soziale Phobie, vorliegt. Dabei haben Betroffene ständig Angst, sich in Gegenwart anderer peinlich zu verhalten oder etwas falsch zu machen oder dass andere sich über sie lustig machen oder über sie reden. Situationen, in denen sie im Mittelpunkt stehen, sind für diese Personen besonders schwer auszuhalten. Körperlich zeigt sich die Angst durch Anspannung, schnelleren Herzschlag, einen Kloß im Hals, schwitzige Hände etc. Weil Betroffene sich in Gegenwart von Gleichaltrigen so unwohl fühlen, gehen sie oft solchen für sie unangenehmen Situationen aus dem Weg. Natürlich gibt es auch noch andere Ängste: Angst in Geschäften oder in Bussen, plötzlich eintretende Panikattacken, Angst im Dunkeln oder vor Spritzen. Manche leiden aber auch an einem nahezu durchgängigen Angstzustand mit Nervosität, Anspannung und vielen Sorgen – Sorgen um die Familie, um ihre und die eigene Gesundheit, um die Schule, um die Beziehung zu Freund*innen, um Krisen in der Welt.

> **Katy:** »Ich glaube, dass meine Magersucht auch etwas mit meinen Ängsten zu tun hat. Ich bin in der Schule sehr angespannt. Manchmal ist es so schlimm, dass ich Bauchschmerzen habe und mir übel wird. Ich habe Angst, etwas falsch zu machen oder etwas Blödes zu sagen. Deshalb sage ich lieber gar nichts. In der Klasse habe ich eine gute Freundin, mit ihr rede ich – sie hat ähnliche Probleme und versteht mich. Weil ich so still bin, nehmen mich die Lehrer im Unterricht immer mal wieder dran. Das ist besonders schrecklich – nur Referate sind schlimmer.«

Zwänge → Manche Mädchen mit einer Anorexie bemerken, dass sie immer wieder bestimmte Dinge tun müssen wie Türklinken oder Taschen kontrollieren, Stifte oder Bücher ordnen, Hände waschen oder bestimmte Abläufe wiederholen. Dieser Drang ist kaum zu unterdrücken, auch wenn die Betroffenen es wollen und unter dem Zwang leiden. Manchmal betreffen die Zwänge aber gar keine Handlungen, sondern es sind bestimmte Gedanken, die immer wieder einschießen und als störend und belastend erlebt werden, zum Beispiel zählen müssen. Mädchen mit einer Magersucht bemerken häufig zwanghafte Züge an sich, wenn sie etwa eine bestimmte Zahl an Work-out-Übungen machen müssen oder extrem ordentlich beim Erledigen von Hausaufgaben sein müssen. Unter Zwangserkrankungen im engeren Sinne leiden nur manche.

> **Merle:** »Neben der Magersucht leide ich unter Zwängen. Bevor ich abends ins Bett gehe, muss ich mir dreimal die Hände waschen, dreimal Zähneputzen, dreimal das Waschbecken säubern, dreimal das Licht an- und ausschalten. Ich will das gar nicht, aber ich kann den Zwang einfach nicht unterdrücken. Wenn ich es nicht mache, bin ich so angespannt und unruhig, dass ich es nicht aushalte. Ich muss auch durch jede Tür dreimal gehen und andere völlig unsinnige Sachen machen. Das alles ist total anstrengend und kostet mich extrem viel Zeit.«

Selbstverletzendes Verhalten → Einige Mädchen, die an einer Essstörung leiden, geraten in so große emotionale Anspannung oder erleben so großen emotionalen Schmerz, dass sie sich nicht anders zu helfen wissen, als sich selbst zu verletzen. Bei Selbstverletzungen handelt es sich meistens um eine Reaktion auf intensive unangenehme Gefühle wie Enttäuschung, Wut, Einsamkeit, Zurückweisung, innerer Leere und Taubheit oder hohen inneren Druck. Wenn du auch so etwas von dir kennst, dann ist es gut und wichtig, dich anderen anzuvertrauen. Psychotherapeut*innen kennen sich mit der Problematik gut aus und können dir dabei helfen, andere Wege im Umgang mit sehr starken Gefühlen und hohem Stress zu finden. Selbstverletzungen sind ein Symptom und können im Rahmen unterschiedlicher psychischer Erkrankungen auftreten, beispielsweise bei einer Depression, einer Posttraumatischen Belastungsstörung oder einer Borderline-Persönlichkeitsstörung.

Leidest du auch an noch anderen Problemen außer der Essstörung? Was nimmst du an dir wahr? Wenn du möchtest, kannst du dir hier etwas dazu aufschreiben.

Nun hast du viel darüber erfahren, was eine Magersucht ist und wie sie sich ausdrücken kann. Wichtig war uns, dass du gut über die gravierenden körperlichen und psychischen Auswirkungen und Gefahren informiert bist, wenn man zu wenig und zu einseitig isst. Im nächsten Kapitel geht es um die Hintergründe, wie es zu einer Magersucht überhaupt kommt. Es ist bestimmt einiges dabei, wodurch du deine Essstörung besser verstehen und nachvollziehen kannst.

WOHER KOMMT DEINE MAGERSUCHT?

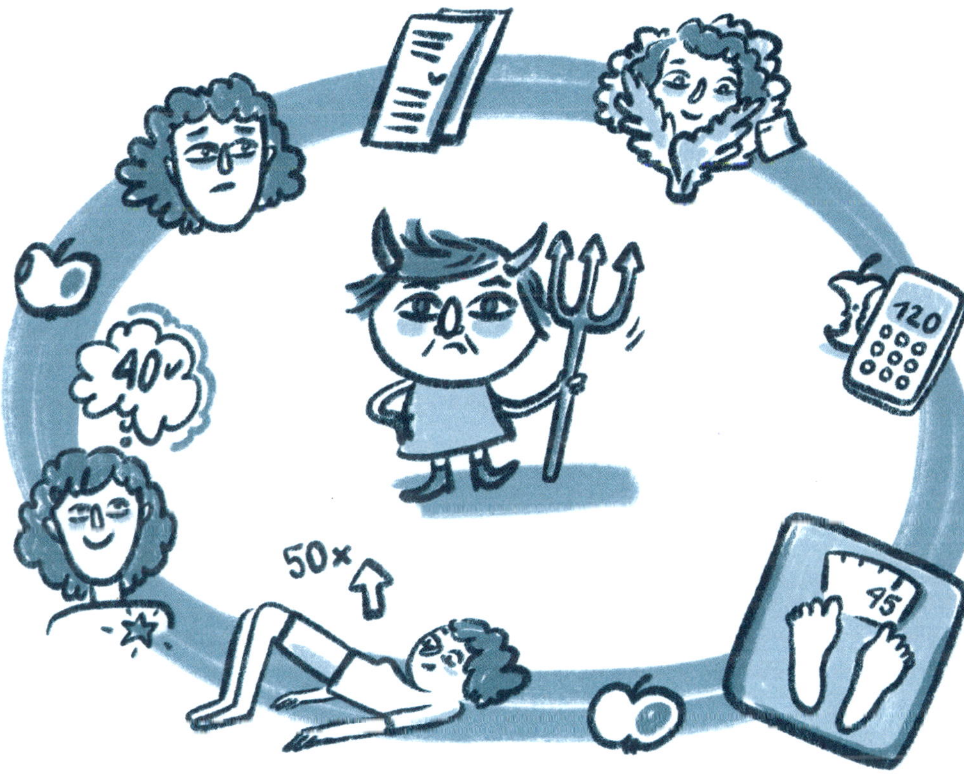

Du wirst dich sicherlich schon gefragt haben, warum du von einer Anorexie betroffen bist. In diesem Kapitel werfen wir einen Blick auf mögliche Hintergründe deiner Magersucht. Du kannst dich dabei noch besser verstehen lernen und Ideen und Ansätze finden, wie du deine Magersucht überwinden kannst.

> **Caro:** »Lange wollte ich nicht genauer hinschauen. Ich dachte, ich komme doch gut klar. Dann habe ich langsam begriffen, dass es mir nie richtig gut gehen wird, wenn ich nicht etwas ändere. Ich habe mich gefragt, warum ich diese Magersucht bekommen habe, wozu sie gut war – oder auch nicht. Ich habe angefangen, mehr zu mir selbst zu stehen und anderen zu sagen, was mich stört, habe mehr meine Meinung gesagt, auch meinen Eltern. Ich habe mehr auf mich geachtet, mich wegen der Schule nicht so verrückt und fertiggemacht.«

Jedes Mädchen mit Magersucht hat ihre ganz eigene Geschichte. Die Wege in eine Essstörung können ganz unterschiedlich sein. Dabei gibt es nie nur einen Grund, warum jemand eine psychische Erkrankung wie eine Magersucht entwickelt, sondern es können eine ganze Reihe von Faktoren eine Rolle spielen: besondere Erlebnisse und Erfahrungen, Aspekte deiner Persönlichkeit, Einflüsse in deiner Familie oder deine Beziehungen zu Gleichaltrigen. Auch soziale Medien, überzogene Schönheitsideale und gesellschaftliche Erwartungen an Mädchen und Frauen haben enormen Einfluss.

In diesem Kapitel möchten wir Ideen und Ansätze zur Erklärung der Anorexie vorstellen. Dabei kannst du schauen, was dir vielleicht bekannt vorkommt, was für dich passt oder auch nicht zutrifft.

Wir wissen von unseren Patientinnen, dass es nicht immer leicht ist, sich mit den Ursprüngen und Hintergründen seiner Probleme auseinanderzusetzen. Wir wissen aber auch, dass es sich fast immer lohnt. Wir wollen auch dir Mut machen, genauer hinzuschauen. Und wahrscheinlich ahnst oder weißt du auch manches schon. Wir finden es wichtig, dass du zur Expertin für dich wirst. Deswegen muten wir dir jetzt einiges an wichtigen Informationen zu. Das gibt dir hoffentlich noch mehr Wissen und Ideen, deine Essstörung genauer zu verstehen – und vor allem: wieder davon wegzukommen. Was denkst du, passt zu deiner Geschichte, zu deinem Weg in die Essstörung?

Zunächst ein paar grundsätzlich wichtige Dinge.

Entstehungsbedingungen → Bei der Entstehung einer Magersucht sind zumeist psychische, soziale und körperliche Faktoren beteiligt. Psychische Faktoren können zum Beispiel ein niedrigeres Selbstwertgefühl sein oder bestimmte stärker ausgeprägte Merkmale deiner Persönlichkeit wie ein starkes Bedürfnis nach Kontrolle oder ein hohes Perfektionsstreben und eine starke Leistungsorientierung. Auch die eigene Einstellung darüber, wie wichtig Aussehen und Schönheit sind, Probleme im Umgang mit Gefühlen oder Unsicherheiten im Umgang mit anderen Menschen gehören dazu. Zu sozialen Faktoren gehören Probleme in der Familie oder mit Freund*innen, aber auch Stress in der Schule oder gesellschaftliche Einflüsse wie Schönheitsideale in den Medien und Erwartungen an Mädchen und junge Frauen. Körperliche Faktoren beziehen sich vor allem auf pubertätsbezogene Veränderungen deines Körpers, vor allem im Stoffwechsel und Hormonhaushalt.

Auslösebedingungen → Manchmal gibt es bestimmte konkrete Ereignisse, die die Magersucht ausgelöst oder wesentlich angestoßen haben. Das können Beschämungserlebnisse durch kritische Kommentare von Eltern, Freund*innen oder Lehrkräften zur Figur und zum Aussehen sein oder auch Verlusterfahrungen durch den Tod eines Familienmitglieds oder den Wegzug der besten Freundin. Sogar Essstörungen im Bekanntenkreis können eine Rolle spielen und vieles andere. Oftmals gibt es aber nicht einen besonderen Auslöser, sondern die Erkrankung beginnt eher schleichend mit dem Wunsch, abzunehmen, und einer Diät.

Aufrechterhaltende Bedingungen → Und dann gibt es die Einflüsse, die eine psychische Erkrankung aufrechterhalten. Es ist wichtig, zu verstehen, wobei dir die Anorexie vielleicht hilft, wozu sie dir als Stütze dient oder welchen »guten Grund« sie vielleicht hat. Eine Magersucht folgt fast immer einer inneren Sinnhaftigkeit – wir sprechen hierbei von der Funktionalität einer Erkrankung. Vielen Mädchen gibt die Erkrankung ein Gefühl von Kontrolle, Sicherheit und Halt in einer persönlichen Lebenssituation, die unkontrollierbar und beängstigend erscheint. Oder sie stabilisiert den Selbstwert über ein besonderes Aussehen und den Stolz, »erfolgreich« hungern zu können. Für manche wiederum ist ein Gefühl von Selbstbestimmung und Unabhängigkeit besonders zentral und wieder andere bedürfen einer großen elterlichen Aufmerksamkeit und Zuwendung, die die Magersucht herbeiführt. Oft lenkt die Magersucht auch von kaum auszuhaltenden Gefühlen und Gedanken ab oder schwächt diese zumindest ab. Kurzfristig und vordergründig kann die Magersucht also hilfreich erscheinen. Langfristig führt sie allerdings dazu, dass du das, was du dir eigentlich wünschst oder erhoffst, noch schlechter erreichst, und du dir schadest.

Auf eine Auseinandersetzung damit, welche Funktion die Magersucht wohl bei dir übernehmen könnte, gehen wir im Kapitel zum Thema »Dir zuhören, worum es eigentlich geht« noch einmal genauer ein. Neben einer solchen psychologischen Betrachtungsweise halten aber auch körperliche Einflüsse, die durch eine zu geringe Nahrungsaufnahme entstehen, eine Magersucht aufrecht. Weil dieser Aspekt so wichtig für die Behandlung einer Magersucht ist, erklären wir dir manches im Abschnitt »Körperliche Einflüsse« und gehen auch später im Buch an verschiedenen Stellen noch einmal genauer darauf ein.

Es geht nicht darum, wer schuld an der Magersucht ist. Normalerweise hat niemand etwas »mit Absicht« falsch gemacht, weder du noch andere Menschen. Es kann zwar sein, dass andere Menschen dazu beigetragen haben, dass du krank geworden bist. Aus dieser Krise wieder herausfinden kannst jedoch nur du selbst – deine Familie, deine Freund*innen und Fachleute können dir aber dabei helfen und dir zur Seite stehen.

Es geht also zunächst darum, dich und deine Magersucht und ihre Entstehung besser zu verstehen und so Ideen zu entwickeln, davon loszukommen.

Bevor wir näher auf die einzelnen möglichen Ursachen und Einflüsse der Magersucht eingehen, magst du vielleicht schon mal deine Ideen festhalten. Was glaubst du, was hat auf deinem Weg in die Magersucht eine wichtige Rolle gespielt?

PERSÖNLICHE THEMEN UND DEINE ENTWICKLUNG

SELBSTWERTGEFÜHL

Es gilt als eine der großen Entwicklungsaufgaben im Jugendalter, ein genaueres Bild von sich selbst und ein positives Gefühl zur eigenen Person zu entwickeln – also zu wissen, was mich ausmacht, und unter dem Strich ganz gut klarzukommen mit sich selbst als Person. Viele jungen Menschen, die an einer Anorexie erkranken, sind in ihrem Selbstwert verunsichert, sehen sich selbst und ihren Körper kritisch und mögen sich nicht wirklich.

> **Katy:** »Wenn ich die anderen Mädchen aus meiner Klasse sah, habe ich mich oft schlecht gefühlt. Die anderen schienen so selbstsicher und so cool zu sein. Sie kamen gut miteinander aus. Ich fühlte mich unsicher, kam mir langweilig und hässlich vor. Ich habe mich geschämt, war oft traurig.«

Wie wir uns selbst erleben und bewerten und mit welchen Gefühlen wir unsere Stärken und Schwächen sehen, hängt von verschiedenen Einflüssen ab. Eine wichtige Rolle kann dabei unter anderem die Wertschätzung spielen, mit der uns unsere Eltern, aber auch Lehrkräfte und Gleichaltrige begegnen bzw. in der Kindheit begegnet sind. Haben wir Wertschätzung und Anerkennung erlebt – ohne bestimmte Voraussetzungen und Bedingungen? Sind besonders unsere Stärken wahrgenommen worden? Haben wir bei Misserfolgen Trost bekommen? Oder sind eher unsere Schwächen und Fehler wahrgenommen worden? Sind wir kritisiert und beschämt worden? Haben wir Anerkennung und Liebe nur bei bestimmten Leistungen bekommen? Oder haben wir gar Missachtung erfahren, sind unsere Grenzen verletzt worden?

Entsprechende Erfahrungen in der Familie, in der Schule, später auch immer mehr unter Gleichaltrigen beeinflussen unser Selbstbild und unser Selbstwertgefühl. Auch der Einfluss von Medien auf die Selbstwahrnehmung junger Menschen ist nicht zu unterschätzen. Es kann durchaus auch sein, dass du in der Familie, in der Schule oder unter Gleichaltrigen viel Gutes erlebt und Unterstützung erfahren hast, aber dein Selbstwert trotzdem brüchig ist.

Wichtig ist dann der Blick auf die eigene Person, der sich im Laufe der Zeit entwickelt und verfestigen kann – die »Brille«, durch die ich mich betrachte: Sehe ich eher die guten Dinge und positiven Aspekte oder betrachte ich mich sehr kritisch und nehme Negatives stärker wahr?

> **Azra:** »Egal, was ich gemacht habe, in der Schule oder mit meinen Freundinnen, immer war ich irgendwie unzufrieden mit mir, hatte etwas an mir auszusetzen. Oft fand ich es schrecklich, was ich gesagt oder getan hatte. Auch beim Blick in den Spiegel dachte ich: Warum sehen alle gut aus und ich nicht? Warum habe nur ich diese breiten Oberschenkel?«

Familie und Selbstwert → Viele Mädchen, die an einer Anorexie leiden, sind in ganz »normalen« Familien groß geworden, haben liebevolle Eltern und das bekommen, was sie brauchen. Manche jedoch haben in ihrer Familie oder in der Schule häufiger Abwertung und Kritik und weniger Wertschätzung erlebt. Kinder können entsprechenden negativen Botschaften recht hilflos ausgeliefert sein. Sie können schlecht von zu Hause ausziehen, die Schule wechseln oder allein ihren Eltern die Schuld geben, denn sie sind ja auf sie angewiesen und möchten sie liebhaben. Dann fangen sie oft an, bei sich selbst die Schuld zu suchen, werten sich ab oder erdulden die Abwertung anderer Menschen einfach hilflos.

Perfektionismus → Ein anderer Versuch, Anerkennung zu finden und seinen Selbstwert zu stabilisieren, kann ein zu ausgeprägter Perfektionismus sein. Manche Mädchen fangen an, alles nur noch besonders gut und perfekt machen zu wollen. Sie entwickeln überzogene Ansprüche und Erwartungen an sich und ihre Leistungen. Sie lernen zum Beispiel zu viel für die Schule, machen sich vor Arbeiten sehr viel Druck und sind schon bei kleinen Fehlern unzufrieden und unglücklich. Entsprechende Bewertungsmuster und Glaubenssätze können sich in den Gedanken weiter ausbreiten, die Wahrnehmung bestimmen und immer mächtiger werden. Diese Mädchen laufen immer mehr den eigenen Ansprüchen hinterher und überanstrengen sich. Sie können es sich selbst nicht mehr recht machen und nicht mehr richtig zufrieden mit sich sein.

> **Liane:** »Meine Eltern haben immer viel gearbeitet, nicht viel Zeit gehabt. Dann ging es los, dass sie immer mehr gestritten haben. Und schließlich haben sie sich getrennt. Wenn ich etwas von ihnen wollte oder etwas nicht hinbekommen habe und Hilfe brauchte, bekam ich ein schlechtes Gewissen. Als ich in Mathe so schlecht war, hat mein Vater oft gemeckert. Ich fühlte mich schlecht, obwohl ich eigentlich gar nichts falsch gemacht hatte.«

Wenn du an mögliche Einflüsse deiner Familie und deiner Eltern auf dich denkst, sind zwei wichtige Dinge zu beachten:

Erstens, auch wenn Eltern ihren Kindern nicht immer genügend Wertschätzung und Liebe entgegenbringen, ist das in der Regel nicht ihre Schuld und Absicht. Auch Eltern können gestresst sein und unter eigenen negativen Erfahrungen, Problemen oder Krankheiten leiden, die es ihnen schwer machen, sich angemessen um ihre Kinder zu kümmern. Das muss man dann als Kind nicht gutheißen. Es fühlt sich aber möglicherweise weniger schwer an, wenn du weißt, dass es nicht aus persönlicher Ablehnung oder wegen deiner Fehler passiert ist.

Zweitens, und noch wichtiger: Wenn du deine kritische Selbstwahrnehmung als Folge besonderer familiärer oder sonstiger Einflüsse erkennst, kannst du dich besser davon lösen. Für Kinder ist es manchmal vorübergehend sinnvoll und sogar notwendig, sich an bestimmte Umstände und Erwartungen ihres Umfelds anzupassen. Wenn du diesen Hintergrund mit der Zeit erkennst und reflektierst, kannst du dich leichter davon distanzieren. Dann kannst du besser alte Sichtweisen hinterfragen und eine realistische, positivere Selbstwahrnehmung entwickeln. Du kannst die Dinge immer mehr so einschätzen und so handeln, wie es dir guttut.

> **Azra:** »Es war krass, wie es mein Klassenlehrer in der Grundschule auf mich abgesehen hat. Er hat fast jede Chance genutzt, mich zu kritisieren und mich bloßzustellen, warum, weiß ich auch nicht. Jedenfalls habe ich es so empfunden. Ich habe mich immer dümmer und schlechter gefühlt.«

Gleichaltrige und Selbstwert → Auch Mitschüler*innen, Freund*innen und andere Gleichaltrige können einen großen Einfluss auf die Selbstwahrnehmung junger Menschen haben. Sie bestimmen mit, welche Eigenschaften oder Besonderheiten wir für besonders wichtig, wertvoll oder cool halten und wie wir uns in dieser Hinsicht wahrnehmen und bewerten. Welche Rolle spielen die schulischen Leistungen, die Hobbys, das Geld, das Aussehen oder das Outfit? Welche Ideale und Werte gibt es, was ist besonders wichtig? Oft kommt es hier zu unausgesprochenen Regeln und Ansprüchen, an denen sich Jugendliche orientieren. Bei hohen Ansprüchen und strengen Regeln unter den Gleichaltrigen kann es schwer sein, sich nicht unterzuordnen, auch wenn die meisten davon »genervt« sein mögen.

> **Katy:** »Ab der sechsten Klasse wurde es immer schlimmer. Alle Mädchen in der Klasse haben sich voll ins Zeug gelegt, was ihr Aussehen und ihre Klamotten anging. Bauchfrei war angesagt. Die Jungen und auch die meisten Mädchen haben sich mit ihrer Meinung nicht zurückgehalten, wen sie gut fanden und wen nicht. Manchmal habe ich mich richtig versteckt, musste aber trotzdem mitmachen.«

Leider kommt es nicht selten dazu, dass Jugendliche andere ausgrenzen oder mobben, weil diese z.B. nicht bestimmten Erwartungen und Vorstellungen entsprechen oder irgendwie als »anders« wahrgenommen werden. Auch wenn man selbst gar nicht betroffen ist, kann das Erleben von Ungerechtigkeiten und Gemeinheiten gegenüber anderen zu eigener Angst und Unsicherheit führen und das eigene Selbstwertgefühl belasten.

Medien und Selbstwert → Soziale Medien wie TikTok oder Instagram mit all den inszenierten Postings, überzogenen Idealen, perfekten Influencer*innen und viel Werbung können das Selbstwertgefühl junger Menschen sehr stark beeinflussen. In diesen Medien wird oft nur das dargestellt, was besonders schön und makellos ist. In den Beiträgen der meisten Nutzer*innen werden vor allem die glücklichsten Momente oder nur die besonderen und ausgefallenen Geschichten erzählt. Dabei werden die Dinge oft schöner gemacht, als sie wirklich sind, Geschichten werden übertrieben, Bilder und Videos werden bearbeitet, Filter genutzt. Das trifft vor allem auf das Aussehen von Mädchen und Frauen zu. Oft wird ein völlig übertriebenes, einseitiges Schönheitsideal inszeniert, das viele junge Menschen unter

Druck setzt. Es ist zugleich ein sehr einseitiges und eingeschränktes Frauenbild, das verbreitet wird. Darauf gehen wir weiter unten näher ein. Solche »sozialen Vergleichsprozesse« können unser Selbstwert sehr beeinflussen. Ständige Vergleiche mit dem übertrieben Besonderen und Perfekten in sozialen Medien können unsere Wahrnehmung verzerren und uns und unser Selbstwert »runterziehen«.

> **Liane:** »Nachdem meine Eltern sich getrennt hatten, war es wie eine Sucht. Ich bin einigen Influencerinnen auf Schritt und Tritt gefolgt, habe mich an ihre Fitness- und Abnehmtipps gehalten, habe immer mehr fantasiert, so zu werden wie sie.«

Die »Wirklichkeit« der Medien und die tatsächliche Realität klaffen immer weiter auseinander. Die tollsten Geschichten, schönsten Bilder und viel zu dünne Körper erscheinen irgendwann normal und können so dein Selbstwert angreifen.

> **Azra:** »Ich war oft so kaputt vom Stress und den vielen Aufgaben. Die wenige Zeit, die mir blieb, habe ich dann oft auf meinem Zimmer mit dem Handy verbracht, wollte mich ablenken. Ich habe gesehen, was alle anderen machen, wie sie es sich gut gehen lassen, feiern, mit anderen ausgehen, Urlaub machen und Spaß haben, das hat mich manchmal fertiggemacht, ich konnte aber auch nicht weggucken.«

*Durch wen und was werden deine Selbstwahrnehmung und dein Selbstwert besonders beeinflusst (Eltern, Freund*innen, Schule, bestimmte Gruppen, soziale Medien)? Was davon könntest oder solltest du vielleicht stärker hinterfragen?*

> **Caro:** »Ich habe das am Anfang natürlich nicht gemerkt und mitbekommen, aber es wurde immer mehr zu einem Sog, zu meinem Auftrag, zu meiner Bestimmung. Ich hatte diese riesigen Zweifel: Bin ich gut genug? Merken die anderen, wie dumm ich eigentlich bin? Was ist, wenn ich die Schule nicht schaffe? Ich war eigentlich immer voller Sorge und gestresst. Das Diäthalten, das Fasten, das Wiegen und Abnehmen gaben mir Sicherheit, ich habe meine Erfolge gesehen, gespürt, ich war gut darin.«

Was hat dein Körper mit deinem Selbstwert zu tun?

Vor dem Beginn einer Anorexie leiden viele Mädchen unter einem geringen Selbstwertgefühl und sind mit sich und ihrem Aussehen unzufrieden – oder wissen gar nicht so genau, was sie eigentlich ausmacht. Sie beginnen, Diäten zu machen, zu hungern oder besonders viel Sport zu treiben, um abzunehmen und sich dadurch besser zu fühlen. Kurzfristig scheint das auch zu funktionieren:

- Wenn ich vorher nicht wusste, was mir Halt gibt, kann ich jetzt mein Gewicht kontrollieren.
- Wenn mir vorher nicht klar war, was mich ausmacht und an mir besonders ist, weiß ich jetzt, dass es meine Willensstärke, meine Disziplin und mein dünner Körper sind.
- Wenn ich mich vorher von Anderen nicht wahrgenommen und gesehen fühlte, werde ich jetzt wegen meiner Figur gelobt und bekomme Anerkennung.

Die eigentlichen Probleme werden aber nicht gelöst – im Gegenteil, sie werden größer:

- Ich finde keinen richtigen Halt.
- Ich verliere immer mehr die Kontrolle über mein Leben.
- Ich finde über das Hungern kein wirklich gutes Selbstwertgefühl und bleibe verunsichert und traurig.

WUNSCH NACH KONTROLLE IN EINER SICH VERÄNDERNDEN WELT

In der Jugend gibt es viele Dinge, die besonders herausfordern können, die neu sind oder sich verändern. Das sind großteils Aufgaben, die zum Leben dazugehören und an denen wir früher oder später wachsen. Da jedoch viele neue Aufgaben und Entwicklungen in dieser Phase zusammenkommen, fühlen sich manche Mädchen von der Summe der Anforderungen überfordert. Sicherlich kommen auch dir die folgenden Herausforderungen und Veränderungen bekannt vor. Möglicherweise hast du einige davon gut bewältigt, andere haben dir vielleicht zu schaffen gemacht.

Anforderungen und Stress in der Schule → Mit dem Wechsel in die weiterführende Schule ab der fünften, in einigen Bundesländern auch ab der siebten Klasse, steigen in der Regel die schulischen Anforderungen. Es gibt mehr Fächer und die Zensuren bekommen ein größeres Gewicht. Leistungsdruck und auch Konkurrenz nehmen zu. Ist dir die Bedeutung der Noten auch bewusster und wichtiger geworden? Die steigenden schulischen Aufgaben können zu Stress und Anspannung führen, vor allem wenn man hohe eigene Leistungsansprüche hat und man alles besonders gut und perfekt machen möchte. Auch wenn man sich überfordert fühlt und der Schulstoff zu schwer ist, kann das natürlich Stress auslösen. In beiden Fällen können immer mehr Lernzeiten, immer weniger Freizeit oder auch das Aufschieben von Aufgaben die Folge sein und zu noch mehr Stress führen.

> **Azra:** »Es ging in der fünften Klasse los, dass wir uns in der Schule immer verrückter gemacht haben wegen der Leistungen und Noten, oder zumindest einige von uns. Alle wollten eine Gymnasialempfehlung. Auch meine Eltern haben gesagt, ich müsse jetzt anfangen, richtig zu lernen, sonst werde nichts aus mir werden.«

Selbstständiger werden → Werden für Kinder noch die meisten Entscheidungen, und vor allem die wichtigen, von den Eltern oder Erziehungsberechtigten getroffen, darf, soll und muss man als Jugendlicher immer mehr selbst entscheiden. Das können eher kleinere Dinge sein, zum Beispiel was wir heute anziehen oder unternehmen wollen. Das sind aber zunehmend auch wichtigere Dinge, zum Beispiel Entscheidung darüber, welche neuen Fächer wir in der Schule wählen, ob wir in einen neuen oder anderen Verein eintreten, einen Nebenjob beginnen, uns neue Hobbys suchen, ein Schuljahr im Ausland machen, mit wem wir Zeit verbringen und, später, was wir nach der Schule machen möchten oder wann wir von zu Hause ausziehen.

Auch in der Familie wird möglicherweise mehr von uns verlangt, wir müssen uns um Geschwister kümmern, unser Zimmer allein aufräumen und die Aufgaben für die Schule selbstständig hinbekommen. Natürlich ist es grundsätzlich gut und wichtig, eigenständiger zu werden, anzufangen, auf eigenen Füßen zu stehen und wichtige Entscheidungen selbst zu treffen. Dennoch können einem die Dinge schnell mal über den Kopf wachsen, anstrengend sein, Angst machen und vielleicht auch überfordern. Allerdings kann es ebenso schwierig sein, wenn wir zu wenig Möglichkeiten haben, um unsere Selbstständigkeit zu erproben. Das kann der Fall sein, wenn Eltern oder das Umfeld sehr behütend und vorsichtig sind und uns vieles abgenommen wird, obwohl wir dafür eigentlich schon alt genug sind.

> **Katy:** »Wenn ich ehrlich bin, dann habe ich nicht nur so viel Zeit zu Hause verbracht, um meine Essroutinen einhalten zu können. Ich habe mich zu Hause auch sehr sicher gefühlt. Mein Vater hat zwar immer wieder gesagt, ich solle mich mit den anderen aus meiner Klasse verabreden, mehr unternehmen, mir ein Hobby suchen. Aber ich war mir unsicher, ob sich die anderen wirklich mit

> mir treffen wollen, und hatte Sorge, sie könnten die Zeit mit mir langweilig finden. Auch hätte ich gerne mit Tanzen angefangen. Aber die Vorstellung, neu in einer Gruppe zu sein, niemanden zu kennen, fand ich sehr unangenehm. Ich wusste nicht, was ich zu den anderen hätte sagen können, und hatte Angst, stumm und steif herumzustehen. Das wollte ich auf gar keinen Fall.«

Der Stellenwert von Freundschaften → Du hast sicherlich auch gemerkt, dass sich Qualität und Intensität von Freundschaften im Jugendalter, im Vergleich zur Kindheit, ziemlich stark verändern. Es geht nicht mehr nur darum, zusammen zu spielen, sondern vor allem darum, miteinander zu reden, seine Wünsche und Träume auszutauschen, aber auch seine Gefühle, Zweifel und Probleme zu teilen. Durch Freundschaften lernen wir uns und unsere Interessen und Stärken besser kennen und finden bei Problemen Unterstützung und Trost. Wenn es dann aber zu Problemen mit engen Freund*innen kommt, Freundschaften sogar auseinanderbrechen oder man gar keinen richtigen Anschluss findet, kann das umso belastender sein. Mädchen, die an einer Anorexie leiden, haben oft Schwierigkeiten, offen auf andere zuzugehen, sich anzuvertrauen, Freundschaften zu schließen und Enttäuschungen zu verkraften. Aus diesem Grund gehen sie zwischenmenschlicher Verbundenheit manchmal aus dem Weg.

Soziale Unsicherheit → Vielen Mädchen, die an einer Anorexie erkrankt sind, fällt es schwer, auf andere zuzugehen, ihre Meinung zu sagen oder unter Gleichaltrigen frei ihre Wünsche und Bedürfnisse zu äußern. Sie gehen nicht so selbstbewusst mit anderen um und zeigen weniger von sich. Sie haben Angst, im Mittelpunkt der Aufmerksamkeit zu stehen, finden das peinlich und schämen sich schnell. Auch sich abzugrenzen oder Nein zu sagen, wenn sie etwas eigentlich nicht wollen, ist für sie ein Problem. Diese soziale Unsicherheit kann auch dazu beitragen, dass sie weniger enge Freundschaften haben und schwerer neue Freund*innen finden.

> **Liane:** »Zu Hause war oft schlechte Stimmung, nach der Trennung war ich bei Mama und auch oft bei Papa. Alle in meiner Klasse schienen beste Freundinnen zu haben, mit denen sie viel Zeit verbracht haben, mit denen sie Geheimnisse geteilt und alles besprochen haben. Ich hatte eigentlich niemanden mehr so richtig, fühlte mich oft allein.«

Erste Liebesbeziehungen → Eine ganz außergewöhnliche Erfahrung ist es, sich zum ersten Mal zu einem anderen Menschen hingezogen zu fühlen und verliebt zu sein. So normal das im Leben von Menschen ist, so besonders und einzigartig ist es für den Einzelnen zugleich. Die Vorstellung, mit einem Jungen (oder auch einem Mädchen) zusammen zu sein, kann jedoch nicht nur zu »Schmetterlingen« im

Bauch, sondern auch zu Ängsten und Verunsicherung führen. Die Scham und Angst vor Intimität – also sich auf den anderen einzulassen und körperliche Nähe wie küssen, sich streicheln, kuscheln oder miteinander schlafen zu genießen – kann so groß sein, dass solche Wünsche und Bedürfnisse im Zuge einer Magersucht gänzlich gemieden werden.

Besondere Belastungen und traumatische Erfahrungen → Als wenn das Jugendalter nicht sowieso schon genug Herausforderungen bereithielte, sind viele junge Menschen noch mit weiteren belastenden Ereignissen konfrontiert. Das kann die Trennung der Eltern oder Mobbing in der Schule sein, aber auch ein Schicksalsschlag wie eine schwere Krankheit, der Tod eines geliebten Menschen, Alkohol- oder andere Probleme in der Familie. Solche tiefgreifenden problematischen Erfahrungen können unser Grundvertrauen erschüttern, uns hilflos machen und uns die Sicherheit im Leben (vorübergehend) nehmen. Abhängig von dem Ausmaß und den Umständen des Erlebten, aber auch von anderen Aspekten, etwa der Unterstützung von anderen, können wir solche Erfahrungen oft irgendwie überwinden. Wir können aber mit der Bewältigung des Erlebten auch überfordert sein, was angesichts der erlebten Verunsicherung oder des erlebten Schreckens ebenso normal ist. Dies betrifft insbesondere diejenigen Mädchen, die körperliche Gewalt, Vernachlässigung, emotionalen Missbrauch oder sexuelle Grenzverletzungen erlebt haben.

Solche Ereignisse können in den betroffenen Menschen etwas zurücklassen, was sie nachhaltig erschüttert und an sich oder dem Leben zweifeln lässt. Auch solche Erfahrungen, in denen Menschen besonders schlechte Erfahrungen gemacht haben oder besonders unkontrollierbare Situationen erlebt haben, werden von einigen Mädchen mit Anorexie berichtet. Sich mit dem Erlebten behutsam und am besten therapeutisch begleitet auseinanderzusetzen ist notwendig und gut, um traumatische Erfahrungen und seelische Verletzungen zu verarbeiten und zu einem Gefühl von Sicherheit und gutem Selbstwert zurückzufinden.

Wir kennen Mädchen, die sich zuerst nicht getraut haben, schreckliche Dinge zu erzählen, die ihnen widerfahren sind. Sie haben sich geschämt, sich schuldig gefühlt oder hatten Angst, ein anderer könnte Ärger dafür bekommen, was er oder sie gemacht hat. Auch das ist erst einmal menschlich, hilft aber nicht wirklich weiter. Die Mädchen haben es auf jeden Fall nicht bereut, sich ihren Eltern, uns oder anderen Erwachsenen anzuvertrauen. Es war ein wichtiger Schritt, damit sie sich mit der Zeit wieder besser, sicherer und stärker fühlen konnten. Auch wenn es sich erst nicht so anfühlt: Selbst die schlimmsten Erfahrungen und Erlebnisse können mit etwas Zeit, Geduld und Hilfe verarbeitet und überwunden werden.

Liane: »Ich war in so einer WhatsApp-Gruppe mit anderen Mädchen, in der wir uns gegenseitig Tipps zum Abnehmen gegeben haben. Aber wir haben uns auch sonst sehr viel erzählt. Klaus hatte diese Gruppe ins Leben gerufen, der war schon älter. Er war erst total nett und verständnisvoll, mit ihm konnten wir über alles reden, zumindest am Anfang. Nach einer Zeit hat er mich angeschrieben, ob ich ihm intime Fotos von mir schicke. Ich habe mich sehr unwohl gefühlt und wusste gar nicht, wie ich reagieren soll. Es hat länger gedauert, bis ich den Mut gefunden habe, meiner Mutter davon zu erzählen. Das hat vieles verändert, darüber bin ich heute noch sehr froh.«

Leben in einer Welt mit vielen Krisen und Problemen → In den letzten Jahren gibt es eine Vielzahl von Herausforderungen und Problemen in der Welt. Hierzu gehören Kriege, die Klimakrise, eine weltweite Coronapandemie mit monatelangen Schulschließungen, zunehmende politische Spannungen sowie ein rauer und gewaltvoller Ton im Umgang der Menschen miteinander, vor allem in sozialen Medien. Auch wenn es viele dieser Herausforderungen in ähnlicher oder anderer Art schon früher gegeben hat, erscheinen sie aktuell besonders ausgeprägt. Die in diesem Zusammenhang gestiegene psychische Belastung junger Menschen ist in vielen Studien nachgewiesen.

Welche Veränderungen nimmst du in deinem Leben wahr? Welche Aufgaben sind mehr geworden oder dazugekommen? Welche Belastungen fordern dich heraus? Was macht dir Angst? Worüber wünschst du dir manchmal mehr Kontrolle? Welche Aspekte, die wir beschrieben haben, sind für dich besonders relevant?

PLÖTZLICH PUBERTÄT

> **Katy:** »Ich weiß noch genau, wie peinlich ich es fand, als meine Brüste vor zwei Jahren plötzlich immer größer geworden sind. Mein Bruder hat mich ausgelacht. Einige Jungen haben mich angeglotzt. Ich wollte das nicht, wollte unsichtbar werden.«

Das Risiko für eine Magersucht steht auch im Zusammenhang mit Veränderungen im Zuge der Pubertät. Nicht ohne Grund ist die Anorexie eine Erkrankung, die vor allem im Jugendalter auftritt. In dieser Zeit finden einschneidende Veränderungen und eine besondere Reifung des Körpers statt. Der weibliche Körper entwickelt sich von seiner kindlichen Form hin zu einer erwachsenen Frau. Durch eine zunehmende und veränderte Produktion von Hormonen – das sind körperliche Botenstoffe – werden Mädchen größer, das Becken und die Hüfte werden breiter, der Fettanteil nimmt zu, die Regelblutung setzt ein, Brüste und Schamhaare wachsen. Manche Mädchen sind zudem von Pubertätsakne betroffen. Dieser Reifungsprozess ist eigentlich ein ganz normaler Vorgang – auch wenn er sich erst mal fremd anfühlen mag.

Mädchen nehmen die Veränderungen ihres Körpers in der Regel kritischer wahr als Jungen, sehen die Veränderungen ihres Körpers weniger positiv. Das hängt vor allem mit dem gesellschaftlichen Schönheitsideal zusammen, das viele Mädchen stark unter Druck setzt, nämlich das Bild, das in vielen Köpfen spukt und uns zu sagen versucht, was eine »schöne«, »attraktive« junge Frau ausmacht.

Eine normale Zunahme des Körperfettanteils und weibliche Rundungen entsprechen halt nicht dem stereotypen Schönheitsideal eines eher dünnen Körpers. Darüber hinaus spielt bei Mädchen und Frauen das Aussehen in der gesellschaftlichen Wahrnehmung generell eine deutlich größere Rolle als bei Männern. Es ist gar nicht einfach, sich davon nicht so beeinflussen zu lassen, und entspannt und zufrieden mit sich und seinem Körper zu sein.

All diese körperlichen Veränderungen und die damit einhergehenden psychischen Herausforderungen zu meistern, gelingt nicht allen Mädchen gleich gut. Manche erleben sich in ihrem Körper fremd und erleben viel Scham während dieser Zeit – vor allem, wenn die körperlichen Veränderungen von anderen auch noch kommentiert werden. »Wann kriegst du denn mal ein bisschen Busen?«, »Du hast einen richtigen Knack-Po bekommen«, »Flachgerippe!« sind nur einige Beispiele, von denen Patientinnen uns berichtet haben. Nicht wenige Mädchen, die an einer

Anorexie erkrankt sind, erzählen davon, wie sehr es sie gestresst hat, sich ständig den Blicken und Bewertungen anderer ausgesetzt gefühlt zu haben. Die Magersucht mit dem heruntergehungerten Körper sei für sie eine Möglichkeit gewesen, sich diesem Stress zu entziehen.

Welche Veränderungen hast du an deinem Körper wahrgenommen und wie war das für dich? Hast du auch Kommentare zu deinem Aussehen bekommen und wie hast du das empfunden? Wie hast du reagiert?

ÜBERFORDERNDE GEFÜHLSWELT

Sicher sind dir auch schon mal Gefühle über den Kopf gewachsen. Für alle Menschen, und besonders Jugendliche, ist es oft nicht leicht, sich in seinem eigenen Gefühlsdschungel zurechtzufinden, zu spüren, wie es einem gerade geht und was man gerade braucht. Auch mit starken Gefühlen klarzukommen, erfordert Erfahrung, Übung und gewisse Kompetenzen. Wenn die eigenen Gefühle kaum wahrgenommen und geäußert, vielleicht sogar unterdrückt werden, oder aber Gefühle zu stark und überwältigend erlebt werden, kann das zur Entwicklung einer Anorexie beitragen.

Viele Mädchen, die an einer Magersucht erkrankt sind, erleben unangenehme Gefühle wie Angst, Traurigkeit, Wut, Schuld oder auch innere Anspannung besonders stark. Die Gefühle kommen schnell, sind sehr intensiv oder halten lange an. Die Betroffenen fühlen sich dem inneren Gefühlssturm hilflos ausgeliefert. Aus Verzweiflung greifen sie bisweilen zu ungünstigen Bewältigungsmaßnahmen, um ihre Gefühle abzuschwächen. Sie ziehen sich stark zurück, gehen Verabredungen, Aufgaben und Anforderungen aus dem Weg und einige verletzen sich selbst. Vor allem versuchen sie ihre Gefühle und ihren Stress zudem durch Hungern oder Work-outs zu regulieren. Weil es vielen betroffenen Mädchen schwerfällt, mit ihren Gefühlen klarzukommen, gehen wir im Abschnitt »Werde zur Expertin deiner Gefühle« ausführlich darauf ein.

Liane: »Auch nach der Trennung haben sich meine Eltern noch oft gestritten oder haben mir Schlechtes über den anderen erzählt. Ich wollte das nicht, war traurig, wütend und hatte Angst, dass das nie aufhört. Oft wusste ich gar nicht, wie es mir geht, fühlte mich nur angespannt und fertig. Anstrengende Workouts und Hungern halfen mir dabei, mich besser zu fühlen oder mich abzulenken und gar nichts mehr zu spüren.«

Wie ist es bei dir? Welche Gefühle erlebst du eher wenig, lässt sie nicht zu, unterdrückst oder vermeidest sie? Welche Gefühle erlebst du besonders intensiv, kannst sie kaum kontrollieren?

DIE ROLLE VON ELTERN UND FAMILIE

Viele Mädchen, die an einer Anorexie leiden, haben ein gutes Verhältnis zu ihren Eltern, andere ein eher belastetes. Wieder andere wissen eigentlich gar nicht so genau, wie sie die Beziehung zu ihren Eltern beschreiben sollen. So oder so, Eltern gehören zu den allerwichtigsten Menschen im Leben, genauso wie Geschwister.

Auch bei den möglichen Einflüssen von Eltern und der Familie auf die Entstehung und Aufrechterhaltung einer Anorexie gibt es keine einfachen Erklärungen. Vor allem ist Zurückhaltung dabei geboten, irgendwem oder irgendwas die unmittelbare Schuld zu geben. Ebenso ist zu berücksichtigen, dass das Auftreten einer Essstörung auch zu neuen oder stärkeren familiären Konflikten und Problemen beitragen kann.

Frühe, ältere wissenschaftliche Annahmen haben eine Anorexie dadurch erklärt, dass Eltern – vor allem Mütter – zu überbehütend seien, es innerhalb einer Familie zu wenig Abgrenzung gebe, zu wenig elterliche Wärme oder dass Selbstbestimmung unterdrückt werde. Das konnte so nicht belegt werden und wäre zu einfach! Dennoch gibt es eine Reihe familiärer Risiken, die generell die Wahrscheinlichkeit einer Anorexie erhöhen und je nach Einzelfall eine wichtige Rolle spielen können.

Dazu zählt, wenn es viele und starke Konflikte in einer Familie gibt. Das können ausgeprägte Probleme in der Partnerschaft der Eltern sein, anhaltende Streitbeziehungen unter Familienmitgliedern, eine geringere emotionale Verbundenheit oder eine starke elterliche Kontrolle. Ebenso kann es ein Risiko sein, wenn Eltern besonders kritische und vorwürfliche Haltungen einnehmen, vor allem bezogen auf das Essen oder die Figur des Kindes. Ausgeprägte Leistungsansprüche und hohe Erwartungen in der Familie, zu strikte Essensregeln oder häufige Diäten von Eltern, aber auch psychische Erkrankungen wie Essstörungen, Depression oder Suchterkrankungen in der Familie gelten als weitere Risikofaktoren. Gewalt und körperliche, emotionale oder sexuelle Grenzverletzungen führen generell zu einer extremen Belastung von Kindern, die sich in unterschiedlichen psychischen Erkrankungen, auch in einer Magersucht, ausdrücken kann.

> **Caro:** »Für meine Eltern war es selbstverständlich, dass ich in der Schule erfolgreich bin und ich später einen tollen Beruf bekomme. Wenn ich versucht habe, zu zeigen, dass ich manchmal Angst habe zu versagen, oder wegen dem ganzen Stress mich nicht wohlfühle, haben sie das schnell abgewiegelt und mir nicht weiter zugehört. Es hat lange gedauert, bis sie verstanden haben, wie es mir wirklich geht.«

Gleichzeitig ist zu betonen: Eltern sind für Kinder und Jugendliche die wichtigsten Menschen in ihrem Leben. Aber auch Eltern machen nicht alles richtig, perfekt ist schließlich niemand. Insofern soll es hier nicht um Schuldzuweisungen gehen. Manchen Eltern gelingen die Fürsorge und die Verantwortungsübernahme für ihre Kinder besser als anderen. Das kann wiederum von verschiedenen Dingen abhängen wie eigenen Erfahrungen in ihren Herkunftsfamilien, der eigenen Gesundheit, der Qualität der Partnerschaft sowie beruflichen oder finanziellen Sorgen. Es braucht etwas Mut, sich mit den Schwierigkeiten in der Familie und mit möglichen Problemen in der Eltern-Kind-Beziehung auseinanderzusetzen, aber diese Auseinandersetzung hilft dabei, in Zukunft manches anders oder vielleicht sogar besser machen zu können.

KÖRPERLICHE EINFLÜSSE

Körperliche bzw. biologische Einflüsse können bei der Entstehung und Aufrechterhaltung einer Anorexie eine wichtige Rolle spielen. Dazu gehören eine gewisse Erblichkeit, Botenstoffe im Gehirn oder körperliche Veränderungen infolge von Hunger.

Durch Familien- und besonders Zwillingsstudien konnte man nachweisen, dass das Risiko für eine Magersucht steigt, wenn jemand in der Familie schon einmal an einer Essstörung erkrankt war oder ist. Auch gibt es in der Wissenschaft Hinweise darauf, dass gewisse Neurotransmitter, also Botenstoffe im Gehirn (Noradrenalin, Serotonin, Dopamin), bei der Entstehung einer Magersucht Einfluss nehmen. Wie genau alles zusammenhängt, ist bisher allerdings noch nicht abschließend geklärt. Daneben beschäftigen sich einige Forschergruppen mit der Frage, ob vielleicht auch bestimmte Darmbakterien und chronische Darmentzündungen an der Entstehung einer Magersucht beteiligt sind. Wie du siehst, scheinen viele Aspekte eine Rolle zu spielen, wenn auch deren Einfluss und Wirkungsweise noch nicht abschließend beurteilt werden kann, denn das alles ist ein sehr komplexes Geschehen.

Ist ein Mädchen an einer Magersucht bereits erkrankt, dann tragen körperliche und biologische Einflüsse zur Aufrechterhaltung der Anorexie bei. Die Folgen und Komplikationen einer Anorexie haben wir im Abschnitt »Welche Auswirkungen hat Hungern auf den Körper und die Psyche?« bereits beschrieben. Strenge Diäten und eine zu geringe Nahrungsaufnahme haben große Auswirkungen. Die verringerte Nährstoffzufuhr kann Veränderungen im hormonellen System bedingen, die unter anderem zu einem Ausbleiben der Periode, zu Veränderungen im Stoffwechsel und zu einem gestörten Hunger- und Sättigungsgefühl führen. Durch einen anhaltenden Hungerzustand schrumpft das Gehirn, wobei insbesondere Bereiche betroffen scheinen, die mit gedanklicher Kontrolle und Belohnung im Zusammenhang stehen. Die Einengung des Denkens und die Fixierung auf das Thema »Essen«, die erschwerte gedankliche Flexibilität, die gedrückte und labile Stimmung haben also nicht nur etwas mit der individuellen psychischen Verfassung eines Mädchens zu tun. Sie sind zu einem nicht zu unterschätzenden Teil auf den Hungerzustand zurückzuführen.

Ein Mangel an bestimmten Nahrungsbestandteilen wie Kohlenhydrate – ebenso wie längere Hungerintervalle während des Tages – können Heißhunger steigern und Essanfälle auslösen. Manche Mädchen geraten dadurch in so große Panikzustände, dass sie das Essen erbrechen. Sie versuchen, durch zu enge Essensregeln und zu geringe Essensmengen die Kontrolle zu behalten und den Essanfällen entgegenzuwirken, wodurch jedoch ein bulimischer Teufelskreis entstehen kann.

SCHLANK UND SCHÖN: DER EINFLUSS VON GESELLSCHAFT UND MEDIEN

Vom gesellschaftlichen Schönheitsideal war jetzt schon einige Male die Rede. Kannst auch du dich diesem Ideal, wie so viele andere, schwer entziehen? Die überzogene Idealvorstellung eines besonders dünnen Körpers, die in weiten Teilen der Gesellschaft und in den Medien vorherrscht, betrifft vor allem Mädchen und Frauen. Das führt dazu, dass sie ihren eigenen Körper oft besonders kritisch beobachten. Anerkennung und Selbstwert hängen häufig sehr stark davon ab. Das erzeugt einen hohen Druck, der zu Unzufriedenheit, ungesundem Verhalten und auch zu einer Anorexie wesentlich beitragen kann.

Das überhöhte Ideal eines besonders dünnen Körpers ist keine in Stein gemeißelte, absolute Wahrheit und kein unveränderbares Naturgesetz! Es wird von den Menschen bzw. der Gesellschaft selbst erschaffen, es ist »sozial konstruiert«. Solche Ideale können sich durchaus verändern und unterscheiden sich zwischen unterschiedlichen Generationen, Gesellschaften und Kulturen. So galt noch vor ein paar Jahrzehnten, wie auch noch heute in manchen anderen Kulturen, eher ein runderer Körper als besonders attraktiv. Vielleicht ist das in ein paar Jahr sogar wieder der Fall.

Heute entspricht auf jeden Fall ein dünner und trainierter Körper dem herrschenden, gesellschaftlich geschaffenen Schönheitsideal. In den vergangenen Jahrzehnten sind Models, Frauen in den Medien oder auch Schaufensterpuppen immer magerer geworden. Viele Frauen und Mädchen machen regelmäßig Diäten und Fitness – und die Zahl an Mädchen, die an einer Essstörung erkranken, scheint zu steigen! In der jetzigen Zeit sorgen vor allem Medien dafür, dass einfache und überzogene Schönheitsbilder verbreitet werden und praktisch allgegenwärtig sind. Die Wahrnehmung davon, welches Aussehen und welche Körper schön und attraktiv sind, wird immer stärker verzerrt. Auch die Wirtschaft profitiert von dem Schönheitsideal und trägt wesentlich dazu bei, dass es aufrechterhalten wird. Firmen verdienen damit Geld, wenn sie Kleidung, Diätprodukte, Ernährungstipps, Schminkutensilien, Mitgliedschaften in Fitnessclubs oder Ähnliches verkaufen.

Vor allem in den sozialen Medien wie TikTok und Instagram findet eine besondere Inszenierung des Aussehens und des weiblichen Körpers statt (»thinstagram«,

»SkinnyTok«). Das Ideal, dünn und besonders fit zu sein, wird auch hier oft völlig übertrieben. So kann der intensive Konsum von sozialen Medien zu einer Störung des eigenen Körperbildes führen. Das zeigen auch wissenschaftliche Studien. Das, was gar nicht normal ist oder normal sein kann – zum Beispiel superdünne Körper, extreme »Kurven« oder übertriebene Athletik –, erscheint immer normaler. Das, was eigentlich nur schwer möglich oder sogar ungesund ist, wie übertriebene Diäten, Hungern oder ständiges Trainieren, erscheint für jeden möglich und erstrebenswert. Und das, was eigentlich normal ist, etwa natürliche und vielfältige Körperformen, kleine oder größere körperliche Besonderheiten oder ein normales Fettgewebe, wird zu einem persönlichen Makel und gilt als immer weniger attraktiv. Grenzen der Belastbarkeit oder eine ausgewogene und eigentlich gesunde Ernährung scheinen nicht akzeptabel.

Der Druck, der aus dieser unguten gesellschaftlichen Entwicklung entsteht, und das vor allem in den sozialen Netzwerken um sich greifende Bodyshaming frustriert und ärgert viele junge Frauen. Dies war Anlass für eine Gegenbewegung, die sich Body Positivity nennt.

HINTERGRUNDWISSEN: »BODYSHAMING« UND »BODY POSITIVITY«

Ein unguter Trend, der auch durch das Schönheitsideal in den Medien befördert wurde, ist das sogenannte Bodyshaming. Bodyshaming ist die Abwertung anderer Menschen aufgrund von Äußerlichkeiten und Merkmalen ihres Körpers, die nicht mit dem gesellschaftlich geschaffenen Schönheitsideal übereinstimmen. Entsprechende Sprüche, Beleidigungen und Ausgrenzungen können zu regelrechtem Mobbing werden, die Betroffenen sehr belasten und ernste Folgen haben. Vor allem in sozialen Medien ist Bodyshaming zu einem immer größeren Problem geworden.

Weil viele Menschen, vor allem Mädchen und Frauen, sich nicht mehr auf ihr Äußerliches reduzieren lassen und die Vielfalt und die natürliche Schönheit jedes einzelnen Menschen hervorheben wollen, hat sich der Trend der Body Positivity entwickelt. Diese Bewegung richtet sich gegen das unrealistische, ungesunde und ausgrenzende Schönheitsideal und will es entmachten und abschaffen. Das Ziel ist eine positive Einstellung zum eigenen Körper, egal wie er aussieht und in all seiner Natürlichkeit: Du bist schön so, wie du bist!

Das Schönheitsideal kann natürlich auch von Eltern, anderen Verwandten oder Freund*innen und Gleichaltrigen verbreitet, transportiert und verfestigt werden. Eltern und andere wichtige Menschen beeinflussen schon früh Kinder darin, was sie attraktiv finden oder wie sie sich ernähren. Dies geschieht in der Regel von den Erwachsenen gar nicht bewusst oder absichtlich, sondern hängt mit den eigenen Einstellungen und Gewohnheiten zusammen.

Besonders wenn Kinder oder Jugendliche von anderen wegen ihres Aussehens bewertet, gehänselt und beschämt werden, kann dies tiefe Spuren hinterlassen und die Beziehung zum eigenen Körper nachhaltig beschädigen.

Sicher ist es schwer, sich von den herrschenden Schönheitsideen und den Bewertungen anderer zu lösen. Aber auf der anderen Seite können sich alle, kannst auch du dir diese Fragen stellen: Sollen unser Wert und unsere Attraktivität tatsächlich von dem Gewicht oder der Form unseres Körpers und einem konstruierten Schönheitsideal abhängen?

Wie war es bei dir? Wann und woher hast du Druck erlebt oder den Wunsch entwickelt, dünner zu werden und immer mehr abzunehmen? Womit hat es angefangen und wie bist du damit umgegangen?

Wie du siehst, gibt es viele mögliche Ursachen und Risiken für die Entstehung und Aufrechterhaltung einer Anorexie. Im Einzelfall können ganz unterschiedliche Wege in die Magersucht führen, auch wenn einiges typisch ist. Hundertprozentige Sicherheit über die Gründe und Hintergründe deiner Essproblematik wirst du sicher nicht finden. Dennoch kommt dir mit Blick auf deine Geschichte wahrscheinlich einiges in diesem Kapitel bekannt vor. Das hilft dir, deinen Weg in die Anorexie besser zu verstehen. Mithilfe des Bogens 3 »Woher kommt meine Magersucht?« kannst du die Einflüsse, die bei dir mit der Entstehung der Erkrankung zu tun haben, aufschreiben.

Sich zu verstehen ist wichtig, um Ansätze für Veränderungen zu erkennen und neue Wege auszuprobieren. Im Kapitel »Was du für dich tun kannst« geben wir dazu Informationen, Anregungen und Tipps.

TEUFELSKREIS ABNEHMEN

Abschließend möchten wir noch mal auf die wichtigsten Aspekte eingehen und den Teufelskreis von Diäten und Abnehmen zusammenfassen, wie er sich oft bei der Entwicklung einer Magersucht zeigt. Wenn du dich dabei nicht in allem wiederfindest, sei nicht überrascht. Es ist ein allgemeines Modell, das einer einzigen Person nicht gerecht werden kann. Aber einiges wirst du vermutlich auch von dir kennen.

Viele Mädchen, die an einer Anorexie erkranken, sind feinfühlige junge Menschen, die in ihrem Selbstwert und im Umgang mit Gleichaltrigen verunsichert sind. Das macht sie auch abhängiger von ihrer Familie. In der besonderen Phase der frühen Jugend erleben sie viele alltägliche Anforderungen und Herausforderungen als Stress. Das liegt auch daran, dass sie viel von sich erwarten und zugleich noch nicht ausreichend gelernt haben, mit Stress und unangenehmen Gefühlen gut umzugehen. Durch die Verunsicherung mit sich haben sie noch kein tragfähiges, positives Bild von der eigenen Person entwickelt, was ihnen hilft, zuversichtlich auf sich und ihre Zukunft zu blicken. Viele Mädchen zeigen eine Tendenz, sich zurückzunehmen und Gefühle zu kontrollieren, wodurch sich starke innere Spannungen aufbauen. Weil ihr Selbstwert noch brüchig ist, orientieren sie sich an den Erwartungen und Wünschen anderer (Eltern, Schule und Gleichaltrige) und passen sich an. Das geht oft auf Kosten von Individualität und Authentizität. Eigene Bedürfnisse bleiben unberücksichtigt und Grenzen werden nicht nach außen signalisiert, sodass zwischenmenschliche Beziehungen oftmals unbefriedigend bleiben.

Vor dem Hintergrund eines allgegenwärtigen Schlankheitsideals führt die beginnende Pubertät mit ihren körperlichen Veränderungen zu einer zunehmenden Unzufriedenheit mit dem eigenen Körper. Bei manchen Mädchen erweisen sich besondere Belastungen wie elterliche Trennung, Mobbing-Erlebnisse oder kritische Kommentare zur Figur als Auslöser einer Magersucht. Oftmals entwickelt sich die Erkrankung aber auch schleichend mit dem Beginn einer Diät, die mit der Zeit immer strengeren Regeln folgt.

Das Hungern führt zu schnellen Erfolgen, das Gewicht sinkt und stabilisiert kurzfristig das körperliche und seelische Wohlgefühl. Viele Mädchen erhalten für ihre Gewichtsabnahme zunächst Anerkennung und Bewunderung von anderen. Mit der Zeit nehmen die Themen ums Essen, Hungern und Gewicht so viel Raum in ihrem Denken ein, dass unangenehme Gefühle, Gedanken und Themen in den Hintergrund rücken. Körperliche Prozesse verstärken die Einengung des Denkens, obwohl der Körper zugleich bereits deutliche Warnsignale sendet – ein Teufelskreis!

Vielleicht magst du dir am Ende dieses Kapitels zu den Ursachen und Hintergründen der Magersucht noch mal Zeit nehmen und überlegen, wie du in die Magersucht geraten bist. Der Bogen 3, »Woher kommt meine Magersucht?«, kann dir, wie oben bereits gesagt, dabei nützlich sein.

Welche Einflüsse haben bei dir (wahrscheinlich) eine Rolle gespielt? Kreuze die Dinge an, die du bei deiner Geschichte für bedeutsam hältst.

○ Geringes Selbstwertgefühl

○ Perfektionsdrang

○ Harmoniebedürfnis

○ Belastungen und Streit in der Familie

○ Trennung/Umzug/Erkrankungen

○ Körperliche Veränderungen durch Pubertät

○ Gesellschaftlicher Schönheitsdruck

○ Soziale Medien

○ Kommentare zum Aussehen

○ Anforderungen und Stress in der Schule

○ Unsicherheit im Kontakt mit Gleichaltrigen

○ Probleme mit Gefühlen

○ Erwachsen werden

○ Probleme mit Freund*innen

○ Erste Liebesbeziehung

○ Krisen und Probleme der Welt

○ Besondere Belastungen und traumatische Erfahrungen

○ Psychische Erkrankungen / Essstörungen in der Familie

○ Anderes: ______________________________

Wie würdest du die wichtigen Stationen deines Weges in die Magersucht beschreiben? Mache dir gerne Notizen in den Pfeil.

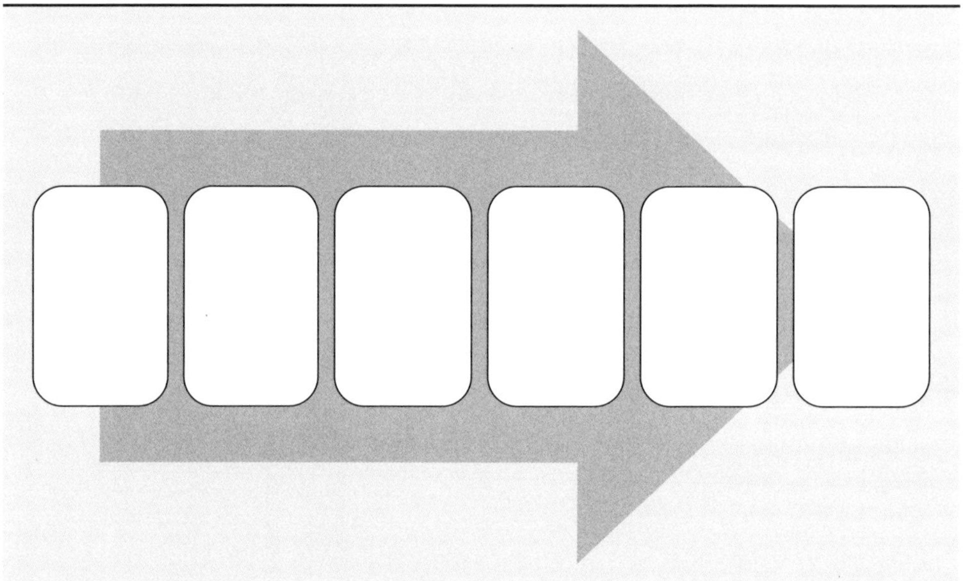

DU BIST MEHR ALS DIE MAGERSUCHT

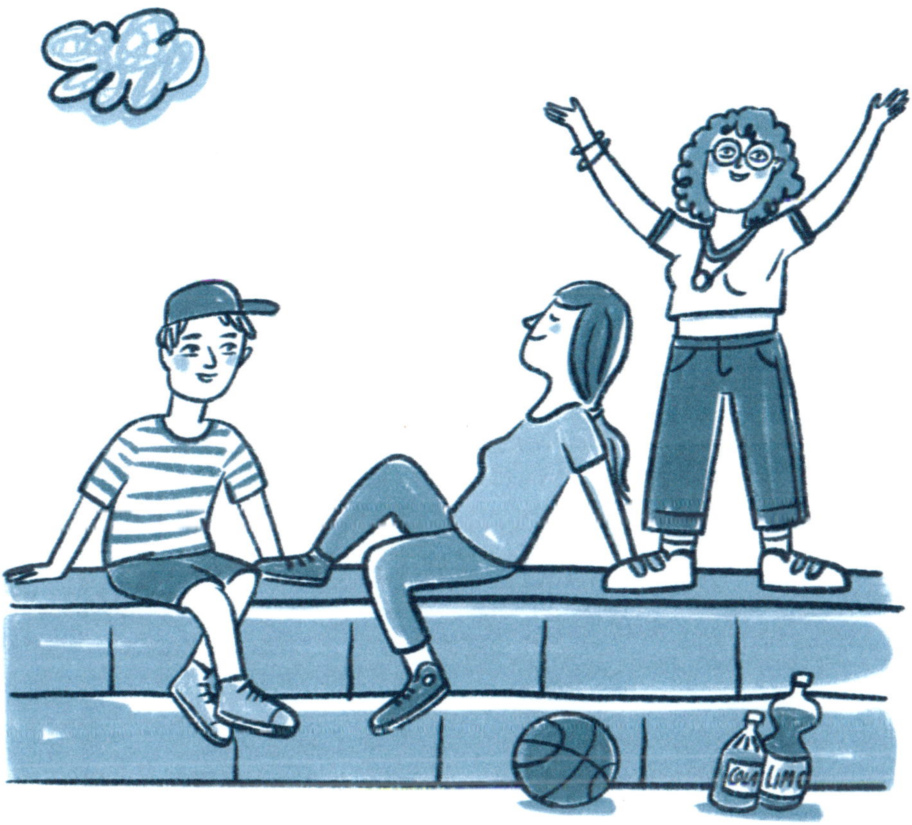

Bisher standen die Magersucht und die Aspekte, wie es zu einer solchen Erkrankung kommen kann, im Fokus. Aber nun wollen wir den Blick auf dich als einzigartigen jungen Menschen lenken, denn:
Du bist – auf jeden Fall! – viel mehr als die Magersucht.

Die Essstörung fordert bestimmt viel Zeit und Raum in deinem Leben und versucht hartnäckig, über dich zu bestimmen. Dabei schützt dich die Magersucht vorübergehend sicher auch vor Zweifeln an deiner eigenen Person. Sie verstellt dabei aber den Blick auf dein wahres Ich. Die Anorexie versucht, dich auf dein Gewicht und deine Körperform zu reduzieren. Sie macht es dir schwer, dich selbst zu erkennen und anzunehmen, so wie du bist.

Natürlich hat kein Mensch, besonders im Jugendalter, ein ganz vollständiges und »fertiges« Bild von sich und der eigenen Person. Sich selbst zu sehen und zu begreifen, mit all den unterschiedlichen Facetten, ist sicher nicht ganz einfach. Doch es ist wichtig, dass du dich auf den Weg machst und dir Zeit nimmst, um dich noch mehr zu entdecken.

> **Azra:** »In der Magersucht war ich nur im Tunnel. Neben der Schule und den Aufgaben zu Hause habe ich nur an mein Gewicht und ans Essen gedacht. Ich kannte mich hervorragend mit Kalorien aus, wusste, wie ich abnehmen kann, und war stolz darauf. Aber sonst konnte ich wenig mit mir anfangen, was mir erst später bewusst geworden ist. Zum Glück habe ich dann wieder mehr angefangen zu singen, erst zu Hause und auf dem Fahrrad, dann im Chor. Musik macht mir so viel Spaß und auch das gemeinsame Singen mit den anderen.«

Alle Mädchen – ob mit oder ohne Essstörung – haben ihre ganz eigene Persönlichkeit mit vielen individuellen und positiven Eigenschaften, Stärken, Interessen und Leidenschaften. Und in ihrem Umfeld gibt es Menschen, die ihnen nahestehen und sie unterstützen können.

Wir möchten dich mit diesem Kapitel ermutigen, einen genaueren Blick auf dich und deine Persönlichkeit zu werfen. Wenn du magst, kannst du die Anregungen, Fragen und Übungen auf den nächsten Seiten nutzen, um dich und vor allem auch deine besonderen Seiten und Stärken, deine Interessen und Wünsche zu entdecken.

DEINE GUTEN EIGENSCHAFTEN UND STÄRKEN

Wir schlagen dir nun ein paar Übungen vor, die dir dabei helfen können, dir über deine persönlichen Stärken und guten Eigenschaften klarer zu werden.

- Stell dir vor, du hättest ein Bewerbungsgespräch. Du hast dich auf einen Praktikumsplatz oder einen Job beworben, den du gerne haben möchtest. Du möchtest dein Gegenüber davon überzeugen, dass du genau die Richtige dafür bist. Wahrscheinlich fällt dir das gar nicht so leicht, möglicherweise denkst du auch zuerst: Was soll ich da Gutes berichten? Doch versuche mal, dich darauf einzulassen.
- Wahrscheinlich kennst du auch jemanden, der dich gernhat oder dich ganz gut findet. Versuche dir vorzustellen, wie diese Person von dir sprechen würde. Welche Eigenschaften von dir würde sie beschreiben? Welche Dinge könnte sie berichten, die sie an dir mag und die dich ausmachen?
- Und schließlich: Versuche dich selbst einmal aus einer wohlwollenden Perspektive zu betrachten. Erlaube dir, übertriebene Selbstkritik auszublenden und dir gegenüber wohlwollend zu sein. Wie würdest du dich selbst beschreiben, was macht dich aus, was magst du an dir, was kannst du ganz gut, was hast du schon mal geschafft? Und welche Probleme hast du schon mal bewältigt, welche Krisen gemeistert? Wer bist du?

Ein positiver Blick auf die eigene Person erfordert manchmal Mut, gerade wenn man unter persönlichen Problemen leidet. Trau dich, nimm dir Zeit und schreibe deine Ideen dazu auf.

Und pass auf, dass du dabei nicht in die Perfektionsfalle gerätst, verurteile dich nicht! Hier zählen nicht herausragende Leistungen und Eigenschaften, ganz im Gegenteil. Spüre in dich hinein und versuche dich ehrlich, unvoreingenommen und wohlwollend zu betrachten.

Wenn du an dich denkst und an das, was dich ausmacht, versuche möglichst viele Bereiche zu berücksichtigen. Du kannst auch den Bogen 4, »Das alles bin ich«, nutzen, um deine Gedanken zu dir selbst festzuhalten.

- Wie würdest du dein Temperament, deinen Charakter beschreiben?
- Wie gehst du mit anderen Menschen um, was gelingt dir schon gut dabei? Worauf können sich andere bei dir verlassen? Wie und wobei hilfst du anderen?

- Wobei bist du kreativ oder worin liegen deine künstlerischen oder handwerklichen Stärken?
- Was gelingt dir beim Lernen und in der Schule ganz gut? Was sind deine Lieblingsfächer?
- Womit kennst du dich aus?
- Worin hast du schon Erfahrung?
- Wie beweglich, sportlich oder stark bist du?
- Was für einen Modegeschmack hast du, wie würdest du deinen Stil beschreiben?
- Was magst du an deinem Körper? Was ist besonders an deinem Äußeren?
- Was fällt dir noch ein?

Wenn du an die Eigenschaften deiner Person denkst, kannst du auch einen Blick auf dein bisheriges Leben werfen. Welche guten und schönen Erfahrungen hast du schon gemacht, welche positiven Momente hast du erlebt, was hast du schon mal ausprobiert, gelernt, was hast du geschafft, welche Erfolge gefeiert, welche besonderen Ereignisse erlebt, Dinge gesehen, Urlaube gemacht? Worauf kannst du stolz sein? Welche Krisen und Probleme hast du bewältigt?

Vielleicht magst du dein bisheriges Leben zunächst als eine lange waagerechte Linie auf einem großen Blatt Papier zeichnen, die Jahreszahlen oder dein damaliges Alter eintragen und dann alle positiven Erinnerungen dazuschreiben, die dir einfallen.

Und auch wenn dein Leben bisher hart und vieles schwierig war: Du hast einiges überstanden. In dir steckt eine Menge Gutes. Schau genau dahin!

DEINE INTERESSEN UND HOBBYS

Neben deinen besonderen Merkmalen, positiven Eigenschaften und persönlichen Erfahrungen hast du sicher auch bestimmte Interessen und Hobbys. Denke an jene Dinge, mit denen du dich gerne beschäftigst, Dinge, die dir Spaß machen, die dir guttun, für die du ein bestimmtes Interesse oder sogar eine Leidenschaft hast. Wenn es dir gerade aufgrund deiner Magersucht oder bestimmter Probleme in deinem Leben nicht so leichtfällt, an deine Interessen und Hobbys zu denken, kannst du dir auch bewusst machen, was dir vielleicht früher gefallen hat oder du in deiner Freizeit gerne gemacht hast. Ebenso kannst du dir vorstellen, womit du in Zukunft gerne Zeit verbringen möchtest, was dir Spaß machen könnte und was du ausprobieren möchtest. Schau auch gerne in den Bogen 5, die »Aktivitätenliste«, und kreuze die Dinge an, die für dich passend erscheinen.

Beginnen kannst du mit Dingen, die dir gefallen, die du gut findest. Was in diesen Bereichen magst du besonders?

- Farbe
- Kleidungsstücke
- Musik
- Tiere
- Bücher
- Sportmannschaften
- Computerspiele
- Serien, Filme
- Urlaubsorte, Ausflugsziele
- Sprachen
- Musiker*innen
- Künstler*innen
- Geschmack, Aromen, Gerüche

Jetzt kannst du an die Dinge denken, die du gerne machst oder die du gerne gemacht hast und/oder (wieder) mehr machen willst:

- Musik (hören, machen, komponieren, Konzerte besuchen, singen, Instrumente spielen oder lernen etc.),
- Lesen oder Schreiben (Bücher lesen, Comics, schreiben von Geschichten, Gedichten, Liedtexten, Briefen, Tagebuch etc.),
- Kunst und Kreativität (malen, zeichnen, basteln, werken, bauen etc.),
- Sport und Bewegung (selbst Sport treiben, Sportveranstaltungen besuchen, neue Sportarten ausprobieren etc.),
- Tiere (Tiere pflegen, besuchen, ausführen, Neues über Tiere lernen, im Tierheim arbeiten etc.),
- Film und Fernsehen (ins Kino gehen, neue Serien entdecken, alte Filme schauen etc.),
- Spiele (Gesellschaftsspiele, Kartenspiele, Rollenspiele, Computerspiele etc.),
- Natur (in den Wald gehen, wandern, spazieren, Pflanzen sammeln, einen Garten pflegen, etwas anbauen, Pflanzen in deinem Zimmer etc.),
- Technik und Hauswirtschaft (Technik-AG, etwas reparieren, Handarbeit, ein Handwerk erlernen, kochen, backen etc.),
- Umweltschutz und Politik (mich informieren, in einer Umweltorganisation aktiv sein, Parteiprogramme lesen, in eine Partei eintreten, in der Schülervertretung aktiv sein, mich an politischen Initiativen beteiligen etc.),
- Ferien und Ausflüge (Ausflüge planen, Routen recherchieren, neue Orte kennenlernen etc.),
- Vereine und Gemeinschaften (Pfadfinder, Kirche, Rotes Kreuz, Freiwillige Feuerwehr, Technisches Hilfswerk etc.).
- Was sind deine Hobbys, Interessen und Leidenschaften? Welche möchtest du (wieder oder neu) entwickeln?

HINTERGRUNDWISSEN: SELBSTBILD UND SELBSTWERT

Das Selbstbild oder auch das Selbstkonzept umfasst die Wahrnehmung dessen, was mich als Person ausmacht. Es ist das Wissen darüber, was meine persönlichen Eigenschaften und Fähigkeiten sind, wo meine Stärken und Schwächen liegen, worin meine Interessen und Vorlieben bestehen und was meine Angewohnheiten und typischen Verhaltensweisen sind. Dieser Blick auf die eigene Person umfasst Neigungen und Interessen, die eigene Art zu fühlen und zu denken, soziale Kontakte und Freundschaften, schulische Leistungen sowie den Körper und das eigene Aussehen. Die Wahrnehmung des Körpers oder das Körperselbstkonzept spielt natürlich besonders bei Anorexie eine große Rolle. Dies wird vor allem mit der Pubertät bzw. den Veränderungen des Körpers in dieser Zeit bedeutsam. Das Körperbild setzt sich zusammen aus den wahrgenommenen sportlichen Fähigkeiten, der körperlichen Fitness, der Kraft und der Attraktivität bzw. der eigenen subjektiven Schönheit.

Der Selbstwert oder das Selbstwertgefühl ist das emotionale Erleben, mit dem du deine Person und dein Selbstbild reflektierst und bewertest. Wenn du deine eigene Person mit ihren verschiedenen Facetten, ihren Stärken und Schwächen in Ordnung oder sogar gut findest, wirst du dich wahrscheinlich zufrieden und glücklich fühlen. Bewertest du dich besonders kritisch, bist mit dir und deinem Selbstbild unzufrieden, fühlst du dich schlechter und eher traurig. Manchmal können auch nur einzelne Facetten des Selbstbildes das Selbstwertgefühl bestimmen, so bei einer Anorexie, wenn immer mehr der eigene Körper und das eigene Aussehen besonders kritisch und negativ wahrgenommen werden, dies die Sicht auf die eigene Person bestimmt und zu Unzufriedenheit und Traurigkeit führt. Beim Selbstwert ist also die eigene emotionale Bewertung entscheidend. Selbst wenn eine Person denkt, sie sehe nicht so gut aus wie andere, sei weniger intelligent oder habe weniger Freund*innen, heißt das nicht, dass es ihr damit schlecht gehen muss. Wenn ihr das nicht so wichtig ist bzw. andere Dinge wichtiger sind, macht es ihr nicht so viel aus und sie kann sich trotzdem gut fühlen. Während der Jugend verschlechtert sich bei vielen Heranwachsenden vorübergehend das Selbstwertgefühl. Bei Mädchen ist im Vergleich zu Jungen besonders der körperbezogene Selbstwert deutlich negativer. Aber das muss nicht so sein. Entscheide du, was dich ausmacht und dir wichtig ist!

DEINE FREUND*INNEN UND DEINE FAMILIE

Jetzt denke an die Menschen in deinem Leben, die du magst, die dir wichtig sind, die dir irgendwie nahestehen, oder auch an jene, denen du gerne noch näher sein würdest.

Welche Menschen spielen in deinem Leben eine Rolle? Denke an Familienmitglieder, Freund*innen, Gleichaltrige, Nachbar*innen, Lehrer*innen und andere Erwachsene.

Schreibe in die Mitte eines Papiers deinen Namen und dann all die Menschen darum herum, die dir wichtig sind. Platziere sie je näher an deinen Namen, desto näher du dich ihnen fühlst und desto wichtiger sie für dich sind.

Bei Katy sah das so aus:

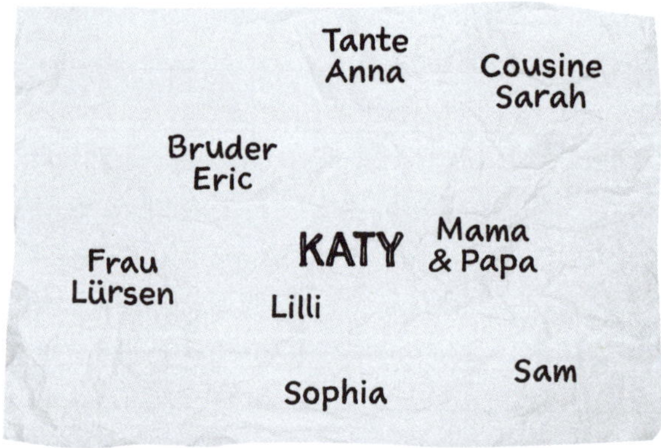

Werde dir deiner Beziehungen zu diesen Menschen bewusst: Was bedeuten sie dir, was magst du an ihnen? Was machst du mit ihnen gemeinsam, wie verbringst du Zeit mit ihnen? Wie helfen sie dir, worin unterstützen sie dich, wie hilfst du ihnen? Was haben sie dir gezeigt, beigebracht? Was hast du schon mit ihnen gemeinsam erlebt? Was wirst du noch mit ihnen gemeinsam erleben?

Sicher gab es in deinem Leben schon mal Probleme und Schwierigkeiten mit anderen Menschen. Vermutlich hat auch die Magersucht dazu beigetragen, dass Schwierigkeiten mit anderen Personen in deinem Umfeld zugenommen haben. Möglicherweise hast du dich zurückgezogen, vielleicht haben sich einige Freund*innen andere Freund*innen gesucht. Gerade in diesen Zeiten ist es wichtig, sich darauf zu besinnen, welche Personen es in deinem Leben gibt, denen du dich nahe fühlst oder wieder nahe fühlen kannst. Und unterschätze auch nicht die Möglichkeiten, neue Menschen kennenzulernen und neue Beziehungen einzugehen. Wie sich in der Jugend und im jungen Erwachsenenalter Beziehungen verändern und auch neue Menschen wichtiger werden, davon können sicher alle Erwachsenen berichten.

Versuche dir jetzt noch mal die Beziehungen in deiner Familie bewusst zu machen. Zeichne einen Familienstammbaum, sodass jede Generation auf einer Ebene zu finden ist. Denke an deine Geschwister, Eltern, Stiefeltern, Großeltern, Onkel, Tanten, Cousinen und Cousins.

Schreibe bei einigen der Namen vielleicht ein oder zwei Eigenschaften auf, die du an diesen Menschen magst, oder Stärken und bestimmte Fähigkeiten, die dir für diese Personen einfallen.

Neben Familienmitgliedern, Freunden und Bekannten, gibt es bestimmt noch andere Menschen und Personen, die dir wichtig sind und dir etwas bedeuten. Auch sie zeigen deine Verbundenheit mit anderen. Wenn du magst, kannst du den Kreis der Menschen um dich herum noch vergrößern:

Persönliche Vorbilder → Sicherlich kennst du auch Personen oder Charaktere aus Büchern, Filmen und Geschichten, die für dich eine Rolle spielen oder denen du dich nahe fühlst. Und wahrscheinlich hast du auch noch andere Vorbilder und Idole, bist Fan von Sänger*innen, Schauspieler*innen, Künstler*innen, Sportler*innen oder anderen Menschen. Denk an diese Menschen und Charaktere: Mit welchen ihrer Eigenschaften und Stärken fühlst du dich verbunden? Mit welchen ihrer Eigenschaften und Stärken oder besonderen Botschaften könnten sie dich unterstützen?

Professionelle Vertraute → Falls du dich dazu entscheidest, professionelle Hilfe in Anspruch zu nehmen, dich beraten zu lassen oder eine Psychotherapie zu beginnen, kannst du bestimmt auch in Form einer Beraterin oder einer Psychotherapeutin ein vertrautes Gegenüber finden, das dich zu verstehen versucht und dir helfen kann.

Wir hoffen, du hast wieder mehr Positives an dir und deiner Person finden können (ohne perfekt sein zu müssen): Was dich ausmacht, was du gerne magst, was dich interessiert, welche Hobbies du hast oder was du wieder mehr in deiner Freizeit machen willst. Ebenso konntest du dir bewusst machen, welche Personen in deinem Leben eine Rolle spielen und dir nahestehen.

Auch wenn die Magersucht es dir schwer macht: Erlaube dir immer wieder einen positiven, wertschätzenden und wohlwollenden Blick auf dich! Den brauchst du für ein gutes Selbstwertgefühl. In den nächsten Abschnitten haben wir viele weitere Anregungen und konkrete Ideen zusammengestellt, die dir helfen können, die Essstörung zu überwinden und mutig zu dir selbst zu finden.

WAS DU FÜR DICH TUN KANNST

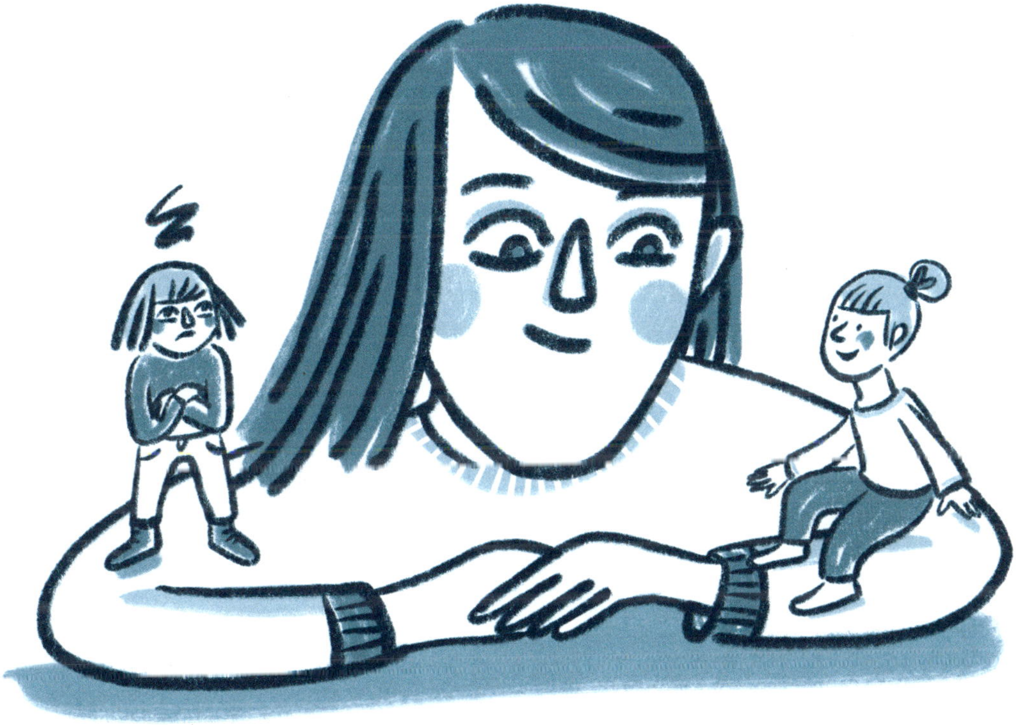

Wenn du an einer Anorexie erkrankt bist, ist das ein Zeichen dafür, dass es dir überhaupt nicht gut geht. Die vielen Aspekte, die bei der Entstehung einer Magersucht eine Rolle spielen können, haben wir bereits angesprochen. In diesem Kapitel wollen wir dich anregen, darüber nachzudenken, an welchen Stellen du ansetzen kannst, damit es wieder besser wird.

Es geht nun um das Erkunden deiner eigenen Innenwelt – deiner Gefühle und Gedanken. Sie halten wichtige Botschaften darüber für dich bereit, was dich belastet und was du vielleicht ändern kannst. Gefühle sind jedoch oft schwer auszuhalten. Aus diesem Grund stellen wir dir verschiedene Strategien vor, die dabei helfen, Gefühle etwas abzuschwächen. Wir wollen dich unterstützen, die Angst vor dem Essen und dem Zunehmen zu überwinden und dein Essverhalten zu verändern, damit dein Körper sich so entwickeln kann, wie es für ihn gesund, gut und richtig ist. Vor allem aber geht es darum, dass du irgendwann mit dir und deinem Körper zufrieden bist und du wieder Freude am Leben hast!

Es sind viele Themen und Anregungen, die wir in diesem Kapitel vorstellen. Nicht alles ist für jede Leserin gleich relevant. Du entscheidest, was du für besonders wichtig hältst, was du ausprobieren magst und woran du etwas ändern willst. Und lege zwischendurch ruhig Pausen ein und nimm das Buch zu einem späteren Zeitpunkt wieder in die Hand – dann ist es nicht anstrengend. Mach es so, wie es richtig für dich ist.

DIR ZUHÖREN, WORUM ES EIGENTLICH GEHT

Mädchen, die an einer Magersucht erkrankt sind, beschreiben oft zwei entgegengesetzte Seiten in sich: Die eine Seite leidet unter der Magersucht und möchte wieder freier und glücklicher werden. Die andere Seite will die Magersucht auf keinen Fall aufgeben. Es ist wichtig, dass du beiden Anteilen in dir zuhörst.

> **Katy:** »Am Anfang war ich völlig hin- und hergerissen. Ich wollte nicht mehr so viel Angst vor dem Essen haben. Ich wollte wieder freier und fröhlicher sein, mich mit meinen Eltern wieder besser verstehen, mich in der Schule besser fühlen. Aber gleichzeitig wollte ich auch, dass sich keiner einmischt, dass ich selbst über mich entscheide, dass ich weiter hungern kann und dünn bleibe.«

Die Magersucht hat viele Gründe, warum sie entstanden ist. Daher braucht es Antworten darauf, was sich ändern muss, damit der Mut wächst, Sicherheit gebende Ess- und Denkrituale loszulassen. Denn in der Ambivalenz – also den scheinbar gegensätzlichen Gefühlen und Gedanken – sind Informationen enthalten, die dir helfen, dich und deine Erkrankung besser zu verstehen. Vielleicht magst du über folgende Fragen nachdenken – such dir einfach diejenigen heraus, die dir für dich wichtig erscheinen.

- Wobei hilft dir die Essstörung?
- Wovor hast du Angst?
- Welche Gefühle spürst du, wenn du an »gesund werden« denkst?
- Was bedeutet es dir, dünn zu sein?
- Wenn du genauso weitermachst wie bisher, dann …?
- Was würdest du gerne wieder machen, woran dich die Magersucht hindert?
- Was würdest du dir anders in deinem Leben wünschen?

Schreib die Gedanken auf, die dir wichtig erscheinen.

Es gibt verschiedene Methoden, wie du dir über deine unterschiedlichen Anteile mehr Klarheit verschaffen kannst. Das innere Ordnen hilft, um das Wesentliche zu erkennen. Einige Möglichkeiten haben wir für dich zusammengetragen. Schau einmal, mit welcher Form du am besten arbeiten kannst.

Eine Möglichkeit ist, deiner Magersucht zwei Briefe zu schreiben. Beginne den einen Brief mit »Liebe Magersucht, ich brauche dich, weil …« und den zweiten mit »Liebe Magersucht, ich will dich nicht mehr, weil …«. Natürlich kannst du auch die Form etwas abwandeln. Nimm dir Zeit und schreibe all die Gedanken auf, die du der Magersucht gerne sagen würdest: Wofür ist sie wichtig, wobei hilft sie dir, was magst du an ihr? Und genauso: Was magst du an ihr nicht, wobei behindert sie dich? Was für negative Folgen hat sie? Worunter leidest du?

Sarah, 13 Jahre alt, und Marlene, 17 Jahre alt, haben auch Briefe geschrieben, die du lesen kannst.

Liebe Magersucht, ich brauche dich, weil ich durch dich jeden Tag das Gefühl bekomme, etwas geschafft zu haben. Ich fühle mich stark, wenn ich nicht esse. Mit dir habe ich das Gefühl, etwas Besonderes zu sein. Außerdem finde ich es irgendwie schön, dass man meine Knochen sieht und meine Beine so dünn sind.

Liebe Magersucht, ich will dich nicht mehr, weil es sehr anstrengend mit dir ist. Du verbietest mir fast alles. Ich würde gerne mal wieder das essen, worauf ich Lust habe, aber das geht mit dir nicht. Ich wäre gerne wieder spontan und würde meine Freundin besuchen, wenn sie mich fragt. Und ich hätte gerne mehr Energie fürs Fahrradfahren. Mit meinen Eltern habe ich auch ständig Streit wegen dir. Ich bin eigentlich nie fröhlich und entspannt. Ich bin fast nur zu Hause und lerne, während die anderen aus meiner Klasse sich treffen und etwas unternehmen.

Liebe Anorexie, du bist schon so lange da, dass ich es mir gar nicht mehr vorstellen kann, wie es ohne dich ist. Du gibst mir Sicherheit und ein Gefühl von Kontrolle, wo ich doch vor so vielem Angst habe. Aber solange du mich so stark beschäftigst, denke ich nicht so viel über mich, meine Zukunft und über die anderen nach, kann meine Probleme ausblenden. Ich fühle oft fast gar nichts und das ist einfacher als die Unsicherheit, Einsamkeit, Traurigkeit und die vielen Selbstzweifel, die ich sonst viel stärker spüren würde.

Aber liebe Anorexie, ich weiß auch, dass du nicht wirklich eine Lösung für mich bereithältst. Ich will leben, mit allen Höhen und Tiefen. Ich möchte spontan sein und mich in Situationen hineinwagen, die mir vielleicht Angst machen. Ich will nicht ständig über das Essen nachdenken, es gibt Wichtigeres als dich. Aber es macht mir unglaublich viel Angst, dich loszulassen und wirklich zu leben. Aber vielleicht ist die Zeit jetzt langsam reif dafür.

Eine andere Möglichkeit als die Briefform ist, dass du dich mithilfe einer Tabelle mit den Vor- und Nachteilen der Essstörung auseinandersetzt. Bei manchen Leserinnen taucht vielleicht direkt eine innere Stimme auf, die sagt: »Es gibt keine Vorteile der Essstörung. Ich will ja gesund werden.« Bei anderen meldet sich spontan womöglich ein ganz anderer innerer Anteil, der sagt: »Ich will die Magersucht gar nicht loswerden.« Es braucht etwas Zeit und Übung, die verschiedenen inneren Stimmen und Empfindungen wahrzunehmen. Alle Anteile sind wichtig, versuche ihnen zuzuhören und sie genauer kennenzulernen.

Vielleicht hast du Interesse an einer Fantasie-Übung – du findest sie auch im Bogen 6 »Porträt meiner Magersucht«. Wenn deine Magersucht eine bestimmte Form oder Gestalt hätte oder ein Wesen wäre, wie sähe sie aus? Versuche deine Vorstellung zu malen. Welchen Namen würdest du ihr geben?

Es gibt nachvollziehbare Gründe dafür, warum man eine Magersucht nicht einfach so überwinden kann und will. An dieser Stelle möchten wir dir helfen herauszufinden, welche Funktion die Magersucht bei dir übernimmt. Hinter der Magersucht verbergen sich die eigentlichen Themen und Probleme, die du angehen solltest. Auch wenn es dazu keine einfachen Antworten gibt: Schau mal auf die nachfolgenden Punkte. Vielleicht passt das eine oder andere zu dir. Du kannst alternativ auch mit dem Bogen 7, »Funktion der Magersucht«, arbeiten.

Die Magersucht…

○ gibt mir ein Gefühl von Kontrolle, Sicherheit und Halt.

○ gibt mir das Gefühl, dass ich etwas geschafft habe.

○ gibt mir ein Gefühl von Stolz auf meine Stärke und Willenskraft.

○ beschert mir Anerkennung und Bewunderung von anderen.

○ hilft mir, dass andere Abstand halten und mich in Ruhe lassen.

○ hilft mir, sichtbar zu machen, dass ich Fürsorge, Zuwendung oder Hilfe benötige.

○ hilft mir, über mich selbst zu bestimmen.

○ hilft mir, dass ich weniger fühle und weniger über meine Probleme und Sorgen nachdenke.

○ hilft mir, Konflikte zu vermeiden.

Vielleicht gibt es bei dir noch etwas anderes:

Was für ein Leben möchtest du führen? Was ist dir wichtig?

Wenn man an einer Magersucht leidet, dann sind das Denken und der Blick auf sich und das Leben oft eng geworden – vielleicht auch, um nicht so stark mit schwierigen Gefühlen und Themen konfrontiert zu sein. Wir wollen dich dazu einladen, den Blick wieder zu weiten, und schlagen dir vor, darüber nachzudenken, was du dir vom Leben wünschst, was dir wichtig ist. Wenn wir spüren, was uns wichtig ist, setzt das Energie frei – eine Kraft, die wir brauchen, um unseren Zielen näherzukommen!

Die folgende Abbildung kann dir vielleicht dabei helfen, herauszufinden, was dir wichtig ist und in welchen Lebensbereichen du etwas ändern möchtest. Male dazu im Kasten jede Säule so hoch aus, wie ihr Stellenwert in deinem Leben zukünftig sein soll. Schreibe dir deine Gedanken auf, die dir dabei kommen. Wie soll dieser Lebensbereich in Zukunft aussehen, damit du dich damit wohlfühlst? In welchem Lebensbereich bist du schon recht zufrieden? Um welchen Lebensbereich möchtest du dich mehr kümmern? Was ist dafür nötig, damit du langfristig mehr Zufriedenheit erlangst? Du kannst auch den Bogen 8, »Was mir wichtig ist«, nutzen.

WAS MIR WICHTIG IST

Familienleben	Freizeit / Hobby	Freund*innen	Schule / Beruf	Liebesbeziehungen / Partnerschaft	Zufriedenheit mit meinem Aussehen	Zufriedenheit mit mir als Mensch

Caro: »Ich habe festgestellt, dass ich mehr zu mir selbst stehen will. Ich lass mich zu schnell verunsichern durch das, was andere sagen – das gilt für Freunde und Familie. Ich will lernen, mehr meine eigenen Entscheidungen zu treffen und mehr zu sagen, was ich denke. Und bezüglich Freundschaften muss ich noch genauer hinschauen: Auf wen kann ich mich wirklich verlassen, wer hat wirkliches Interesse an mir, mit wem bin ich gerne zusammen? Ich glaube, beim Thema ›Liebesbeziehung‹ bin ich im Moment noch nicht. Aber ich kann mir vorstellen, dass ich irgendwann mal mit jemandem zusammenleben werde. Ich will mich für mein Abitur anstrengen, ohne mich deswegen kaputt zu machen. Wenn ich es schaffe, besser damit klarzukommen, auch wenn es mal anders kommt, als ich es gerne hätte, dann kann ich stolz auf mich sein.«

Eine Auseinandersetzung mit deinen Werten und Zielen im Leben wird dich immer wieder begleiten. In unserem Buch wirst du an ganz unterschiedlichen Stellen zum Nachdenken darüber angeregt. So zum Beispiel auch mit dem Bogen 9, »Auf dem Weg zu meinen Zielen«.

Auch im Folgenden werden wir viele Vorschläge machen, die eine oder andere Idee passt vielleicht ganz gut zu dir. Im Moment wollen wir es bei diesen Anregungen belassen.

WERDE ZUR EXPERTIN DEINER GEFÜHLE!

Gefühle sind wichtig – auch wenn sie manchmal schmerzhaft und schwer auszuhalten sind. In diesem Kapitel geht es darum, dass du deine Gefühle verstehen lernst, denn sie halten wichtige Botschaften für dich bereit. Sie wollen dich auf Dinge aufmerksam machen, die dir vielleicht nicht guttun und die du vielleicht ändern solltest. Aber manchmal hindern dich Gefühle vielleicht auch daran, das zu tun, was eigentlich wichtig und richtig für dich ist. Vor allem dann, wenn sie so stark sind, dass du sie kaum aushältst. Und manchmal treten unangenehme Gefühle nur deshalb auf, weil wir eine Situation falsch einschätzen oder überinterpretieren – das kennt auch jeder von sich. Um gut mit dir selbst leben zu können, brauchst du Kompetenzen im Umgang mit Gefühlen: sie wahrnehmen, interpretieren, ausdrücken und runterregulieren. Und das kann man lernen.

> **Katy:** »Ich war oft total angespannt und hatte Panik – vor dem Wiegen, vor Klausuren, vor Festen oder dass andere mich ansprechen. Die Angst ist noch da, aber ich kann jetzt besser mit ihr umgehen. Sie ist auch nicht mehr so doll.«

WAS DU ÜBER GEFÜHLE WISSEN SOLLTEST

Gefühle sind allen Menschen angeboren, weil sie überlebenswichtig für uns sind. Gemeinsam mit den begleitenden Gedanken sind Gefühle der Kompass für unser Leben. Ohne unsere Gefühle würden wir oft nicht das machen, was uns eigentlich guttut. Wir würden vielleicht sogar unser Leben gefährden. Gefühle haben also eine wichtige Funktion, wenn sie sich auch nicht immer gut anfühlen. Und zum Teil entwickeln Gefühle eine solche Intensität, dass sie kaum auszuhalten sind und uns daran hindern, sinnvoll zu handeln.

Gefühle vermitteln nicht nur wichtige Informationen an uns selbst, sondern auch an andere Menschen. Damit andere unsere Gefühle jedoch erkennen können, müssen wir sie durch Worte und Körpersprache mitteilen. Wenn es uns nicht gelingt, unsere Gefühle anderen zu zeigen, dann ist es auch für sie kaum möglich, auf unser Befinden und unsere Bedürfnisse gut einzugehen. Das Wichtigste zur Funktion verschiedener Gefühle fassen wir hier kurz zusammen.

Freude → Sie signalisiert uns, dass die Menschen, mit denen wir gerade zusammen sind, und die Dinge, die wir gerade tun, richtig für uns sind. Der Ausdruck von Freude ist ein Bindemittel zwischen den Menschen. Zugleich setzt Freude Energie frei für die Dinge, die uns wichtig sind.

Wut → Wut gibt uns die Information, dass wir uns gerade nicht fair behandelt oder uns in unserer Freiheit und Selbstbestimmung begrenzt fühlen. Sie mobilisiert Energie, um für unsere Rechte und Interessen einzutreten und uns gegen unangemessene Kritik und Vorwürfe zu wehren. Gleichzeitig signalisiert sie anderen, dass unsere Grenzen erreicht oder überschritten sind und wir uns dagegen wehren. Wut schützt uns und steht für unsere Bedürfnisse ein.

Angst → Angst warnt uns vor Gefahren und vor möglichen Erlebnissen, die unser Leben oder unser Selbstwertgefühl beschädigen wie die Angst, ausgelacht oder nicht ernst genommen zu werden. Zugleich signalisiert Angst anderen, dass wir Hilfe und Unterstützung brauchen.

Traurigkeit → Sie sorgt für ein Innehalten und Nachdenken über etwas, was uns zu schaffen macht. Sie hilft, Trauer, Kränkungen und Enttäuschungen zu verarbeiten und Wege zum besseren Umgang mit dem Erlebten zu finden. Weinen als sichtbares Zeichen von Traurigkeit erweckt in anderen Menschen Mitgefühl, sodass wir den benötigten Trost und Zuspruch erfahren.

Wie du siehst, sind Gefühle sehr wichtig. Aber nicht immer werden unsere Gefühle in unserem Umfeld richtig interpretiert oder wird auf Gefühle angemessen reagiert. Wie beispielsweise Eltern auf die Gefühle ihrer Kinder reagieren, hängt davon ab, wie gut sie selbst gelernt haben, offen mit Gefühlen umzugehen.

Ein erster guter Schritt, um deine eigenen Gefühle und deine Innenwelt genauer wahrzunehmen, kann die Arbeit mit dem Gefühlskreis sein.

Du kannst dir mithilfe eines Gefühlskreises klarer darüber werden, welche Gefühle wie stark in dir sind. Nimm dazu unseren Bogen 10, »Mein Gefühlskreis«, teile den Kreis in Tortenstücke. Jedes Tortenstück steht für ein Gefühl und ist so groß, wie du dieses Gefühl in dir empfindest. Du kannst die Grundgefühle Freude, Wut, Traurigkeit und Angst einzeichnen. Aber natürlich sind auch weitere Gefühle möglich wie Schuldgefühle, Scham, Ekel oder Einsamkeit. Überlege anschließend für jedes Gefühl, was dazu beiträgt, dass du so empfindest. Schreibe alles, was dir einfällt, in das entsprechende Tortenstück hinein.

Der Umgang mit Gefühlen ist zum großen Teil erlernt. Wie wir mit unseren Gefühlen umgehen, ist von vielen Faktoren beeinflusst. Auf zwei Aspekte wollen wir genauer schauen. Zum einen haben Eltern als wichtigste Bezugspersonen einen großen Einfluss auf unsere emotionale Entwicklung. Manche Mütter und Väter sind ausgesprochen kompetent im Umgang mit der eigenen Gefühlswelt, andere haben eher Schwierigkeiten. So wird in manchen Familien gar nicht über Gefühle geredet, in anderen werden kaum Gefühle gezeigt, in wieder anderen werden Gefühle als unnütz und als Schwäche bewertet. Und dann gibt es Eltern, aus denen Gefühle impulsiv oder heftig herausbrechen. Je nachdem, wie Eltern mit ihrer Gefühlswelt umgehen, lernen Kinder mehr oder weniger gut, die eigenen Gefühle wahrzunehmen und zu lenken.

Wie wird in deiner Familie mit Gefühlen umgegangen? Was hast du von deinen Eltern im Umgang mit Gefühlen gut lernen können? Was hast du vielleicht nicht gut lernen können?

Gefühle entstehen vor dem Hintergrund unserer Wahrnehmung und Bewertung einer Situation, und die sind immer auch von vorausgegangenen Erfahrungen geprägt. Negative Vorerfahrungen – etwa von Gleichaltrigen ausgegrenzt, bloßgestellt oder gehänselt zu werden, gehässige Kommentare, viel Kritik, häufige Vorwürfe zu bekommen – tragen dazu bei, dass sich jemand in Gegenwart anderer schnell unsicher und unwohl fühlt.

Man mag nun denken, dass doch jeder Mensch unangenehme Situationen erlebt hat. Ja, das ist sicher richtig, aber zum einen sind Mädchen, die an einer Essstörung erkranken, in der Regel sehr empfindsame Menschen, denen solche Erlebnisse besonders zusetzen. Und zum anderen haben viele betroffene Mädchen solche Erlebnisse häufiger und heftiger erfahren als andere. Es ist verständlich, wenn man negative Gefühle vermeiden will und deshalb einen Bogen um Situationen und Personen macht, die solche Gefühle auslösen können. Doch gut ist das auf Dauer nicht. Im nächsten Abschnitt findest du dazu Beispiele.

VERMEIDEN UND UNTERDRÜCKEN VON GEFÜHLEN

Gefühle sind manchmal schwer auszuhalten. Wir benötigen einen ganzen Fächer an Strategien, um mit unseren Gefühlen in unterschiedlichen Situationen umzugehen. Es gibt nie nur die eine Strategie, die immer passend ist. Insgesamt kann man verschiedene Bewältigungs- und Regulationsstrategien in eher günstige und eher ungünstige unterteilen. Wir wollen dich auf zwei eher ungünstige Strategien aufmerksam machen, weil diese die Problematik bei Mädchen, die an einer Magersucht erkrankt sind, oft mit aufrechterhalten.

Vermeiden → Jeder Mensch geht hin und wieder einmal Situationen und Personen aus dem Weg, die er unangenehm findet. Das ist ganz normal. Aber Mädchen, die an einer Magersucht erkrankt sind, tendieren besonders oft dazu, Situationen zu vermeiden, in denen unangenehme Gefühle wie Angst oder Scham auftreten könnten. Das können Verabredungen, Gespräche mit Mitschüler*innen, der Sportunterricht, Geburtstagsfeiern, Partys, eine Liebesbeziehung oder auch Konflikte mit Eltern oder Gleichaltrigen sein.

> **Caro:** »Ich habe mich eigentlich gefreut, als Leon mich zu seiner Geburtstagsparty eingeladen hat. Aber ich hatte totale Angst, dass ich nur doof rumstehen würde und sich niemand mit mir unterhält. Und wie sollte ich das mit dem Essen machen? Und Alkohol trinke ich ja auch nicht! Die anderen hätten mich bestimmt wieder komisch gefunden – ich war total überfordert. Am Ende habe ich Leon gesagt, dass ich leider nicht kommen kann.«

Dass wir Situationen, die wir als unangenehm empfinden, vermeiden wollen, ist zwar verständlich, hat aber auf Dauer viele Nachteile. Vermeidung trägt dazu bei, dass sich Ängste und Unsicherheiten verfestigen, denn wir verpassen Chancen, Unsicherheiten zu überwinden und neue Kompetenzen zu erwerben. Wenn wir Situationen aus dem Weg gehen, können wir auch nicht die korrigierende Erfahrung machen, dass es vielleicht besser gelaufen wäre, als wir erwartet haben. Auch versäumen wir womöglich schöne Momente und Erfolgserlebnisse. Wenn wir viele unangenehme Situationen vermeiden, dann erhöht sich das Risiko, dass wir zu viel allein sind und unglücklich und unzufrieden werden.

Unterdrücken → Hin und wieder unterdrücken wir alle mal unsere Gefühle, zum Beispiel wenn wir nicht zeigen wollen, dass wir enttäuscht sind, uns ärgern oder wie unsicher wir gerade sind. Aber wenn wir Gefühle zu häufig unterdrücken, tut uns das nicht gut. Beim Unterdrücken nimmt die körperliche Anspannung zu und der innere Druck steigt an. Wenn wir uns nur zusammenreißen und versuchen, diese starke Spannung in uns auszuhalten, ist das sehr unangenehm. Mädchen, die an einer Magersucht leiden, kommen mit ihren starken Gefühlen oft kaum klar. Sie wenden nicht selten ungünstige Strategien wie sehr intensive Work-outs, viel Bewegung oder Selbstverletzungen an, um die innere Anspannung zu mindern. Auch das Zu-wenig-Essen und das Gewicht-reduzieren-Müssen sind letztlich Bewältigungsversuche für hohen emotionalen Stress.

> **Liane:** »Mama war wieder so sauer auf Papa. Er sollte mich um drei Uhr abholen und war noch nicht da. Sie schimpfte die ganze Zeit und war total gereizt. Ich konnte sie ja verstehen, aber gleichzeitig fand ich es ganz blöd, dass sie ihren Ärger an mir ausgelassen hat. Ich habe nichts gesagt und stand einfach nur in der Küche. Ich war total angespannt, ich ertrage so was kaum.«

Wie gehst du mit deinen Gefühlen um? Wie gut können andere anhand deiner Gefühle erkennen, wie es dir gerade geht? Kennst du das von dir auch, dass du Gefühle vermeidest oder sie unterdrückst? In welchen Situationen passiert das besonders oft? Hast du eine Idee, was du ändern könntest?

Häufiges Vermeiden und Unterdrücken von Gefühlen ist ein Zeichen dafür, dass dir hilfreichere Strategien im Umgang mit schwierigen Gefühlen noch fehlen – du kannst sie aber lernen! Wie? Das erfährst du im nächsten Kapitel.

AKTIV MIT GEFÜHLEN UMGEHEN

Bevor wir mit diesem Thema beginnen, ist uns wichtig zu betonen:

In deinem Leben gibt es sicherlich einiges, was dir zu schaffen macht, und Probleme, die dir zusetzen. Wir können dir mit einem Buch keine individuelle Hilfestellung anbieten wie in einer Therapie, da jede Leserin vor persönlichen Herausforderungen steht und eigene Wege im Umgang mit Belastungen und Problemen finden muss. Aber wir können dir hilfreiche Ansätze aufzeigen, wie du mit deinen Gefühlen besser klarkommst. Du kannst den gesamten Abschnitt komplett durchlesen oder auch erst einmal nur einige Seiten – wie es für dich passt.

> Traurigkeit, Einsamkeit, Enttäuschung oder Wut gehören zum Leben dazu und sind wichtige Gefühle. Aber mit ihnen umzugehen, das ist nicht leicht. Sie machen deutlich, dass uns etwas belastet und bewegt. Und besonders Mädchen, die an einer Magersucht erkranken, haben eine hohe Empfindsamkeit, die es manchmal noch schwerer macht, starke Gefühle auszuhalten. Es ist wichtig, dir selbst gegenüber Mitgefühl zu zeigen und dich selbst bestmöglich im Umgang mit deinen Gefühlen zu unterstützen.

Beim Umgang mit deinen Gefühlen können dir ganz unterschiedliche Strategien helfen, von denen wir einige ausgewählt haben und die wir im Folgenden näher erläutern:

- Gefühle zulassen und akzeptieren,
- sich mitteilen, Probleme ansprechen, nach Lösungen suchen, sich Unterstützung holen,
- prüfen, ob die Gefühle angemessen sind,
- sich ablenken,
- auf die Atmung konzentrieren,
- entgegengesetzt handeln,
- extreme Anspannungszustände durch Skills regulieren,
- für positive Gefühle sorgen.

Gefühle zulassen und akzeptieren → Du brauchst ein gewisses Maß an Akzeptanz für deine Gefühle. Sie gehören zum Leben dazu. Sie kommen und sie klingen auch wieder ab. Sie sind ein Ausdruck dessen, dass dich etwas sehr bewegt. Nimm zur Kenntnis, dass sie da sind. Wenn deine Gefühle sehr stark sind, dann zeige dir selbst gegenüber Mitgefühl und sorge gut für dich. Versuche den Moment zu verbessern, damit er erträglicher für dich wird. Und suche nach einem guten Umgang mit deinen Gefühlen. Verschiedene hilfreiche Wege stellen wir dir jetzt vor.

> **Azra:** »Ich habe lange nicht über meinen Hund reden können. Es war einfach zu schmerzhaft. Ich hatte immer diese Frage, ob ich Mitschuld an seinem Tod habe. In der Therapie habe ich gelernt, meine Traurigkeit und meinen Schmerz zuzulassen. Ich habe ganz viel von ihm erzählt und viel geweint, aber das hat irgendwie gutgetan. Ich vermisse meinen Hund immer noch sehr. Aber ich komme mittlerweile mit meiner Trauer besser zurecht und weiß, dass ich nichts dafür konnte.«

Sich anderen mitteilen, Probleme ansprechen, nach Lösungen suchen, Unterstützung holen → Am Anfang ist es vielleicht noch schwer, über das zu sprechen, was dir Probleme und Sorgen bereitet und was du empfindest. Aber mit der Zeit wird es leichter und du wirst bestimmt feststellen, dass es entlastet, befreit und dein Vertrauen in die Beziehung zu anderen Menschen stärkt. Verstanden und angenommen zu werden hilft, sich nicht mehr ganz so allein oder überfordert zu fühlen. Und manchmal haben Menschen, denen wir uns anvertrauen, Ideen und

Lösungsvorschläge, auf die wir allein nicht gekommen wären. Falls du Schwierigkeiten hast, Worte für deine Gefühle zu finden, dann kann dir der Bogen 11, »Gefühlswörter«, vielleicht helfen.

Manchmal ist es notwendig, denjenigen Menschen, die uns besonders wichtig sind, mitzuteilen, was uns an ihrem Verhalten stört und was wir uns im Umgang miteinander anders wünschen. Die eigenen Gefühle mitteilen, Kritik äußern und auf eigene Bedürfnisse aufmerksam machen, das ist oft nicht so einfach. Für ein gutes Miteinander sind deine Eltern oder Freund*innen auf deine Rückmeldungen angewiesen. Wie sollen sie sonst wissen, dass du traurig, verunsichert, enttäuscht oder wütend bist oder dich nicht gesehen fühlst ?! Feedback ist also für das soziale Zusammenleben wichtig, damit die andere Person ihr Verhalten reflektiert und gegebenenfalls ändert. Der Bogen 12, »Probleme ansprechen: Ich hab was auf dem Herzen«, kann dir vielleicht eine Hilfestellung sein.

> **Azra:** »Mir fiel es total schwer, meinen Eltern zu sagen, dass ich mir mehr Zeit mit ihnen wünsche. Sie sind so gestresst von all der Arbeit – ich wollte sie nicht noch mehr belasten. Aber als ich mich getraut habe, es anzusprechen, war das Gespräch eigentlich richtig gut. Meine Mutter hat ihre Arbeitszeiten geändert, sodass wir nun ›unseren Mittwoch‹ zusammen haben und etwas unternehmen können. An zwei Tagen arbeitet sie lange, aber dann ist mein Vater früher zu Hause. So ist es besser – ich glaube, für uns alle.«

Aber zur Wahrheit gehört natürlich ebenso: Auch wenn man seine Wünsche, Bedürfnisse oder Kritik angemessen äußert, bedeutet es nicht, dass sich immer etwas ändert oder dass sich unmittelbar etwas ändern lässt. Manche unserer Patientinnen berichten, dass sie ihre Eltern oder Freund*innen auf schwierige Verhaltensweisen aufmerksam gemacht haben (häufige Vorwürfe, mangelnde Verlässlichkeit, kritische Kommentare zu ihrem Essen oder zur Figur etc.), dass das Gespräch aber wirkungslos geblieben ist. Es gehört zum Leben dazu, auch mit Frustrationen und Enttäuschungen umgehen zu lernen. Trotzdem ist es richtig, Dinge anzusprechen, die wir uns anders wünschen. Manchmal braucht es mehrere Gespräche, bis sich etwas ändert. Falls du überhaupt nicht weiterkommst, dann warte nicht zu lange und hole dir Unterstützung durch Dritte.

Gibt es ein Thema, das du mit niemandem in deinem Umfeld besprechen willst? Es gibt Sorgen- und Notfall-Telefonnummern, professionelle Onlineportale oder Beratungsstellen. Am Ende des Buches haben wir einige zusammengetragen.

Prüfen, ob die Gefühle angemessen sind → Wie wir bereits erklärt haben, entstehen Gefühle durch Bewertungen einer Situation. Es lohnt sich also, die eigene Wahrnehmung und Interpretation noch einmal zu prüfen. Manchmal sind unsere Gefühle der Situation nicht unbedingt angemessen. Das hat oft mit negativen Vorerfahrungen oder mit der eigenen Verunsicherung zu tun und weniger mit der aktuellen Situation an sich. Das kennst du sicher auch: Manchmal ist uns etwas schrecklich peinlich oder wir haben vor etwas panische Angst und steigern uns in etwas hinein – und dann stellen wir hinterher fest: Alles war halb so wild. Oft hilft das Aufschreiben der eigenen Gedanken. Durch das Versprachlichen deines inneren Erlebens kannst du deine Gefühle und Gedanken besser beobachten und schaffst dadurch zugleich ein wenig Distanz zu deinen Gefühlen. Auch der Austausch mit anderen kann dir dabei helfen, eigene Überreaktionen zu erkennen, dich zu beruhigen und eine neue Perspektive einzunehmen.

> **Caro:** »Morgens bin ich regelmäßig in Panik geraten, weil ich nicht wusste, was ich anziehen soll – ich habe mich in allem unwohl gefühlt und gedacht, dass alle meine Gewichtszunahme sehen. Ich habe dann hektisch ganz verschiedene Outfits ausprobiert. An den Gefühlen und Gedanken hat sich dadurch nicht viel geändert. Heute weiß ich, dass das alles nur in meinem Kopf abläuft. Die anderen denken sich gar nicht so viel dabei, was ich anhabe und wie ich aussehe. Ich muss mich manchmal fast zwingen, mich zu beruhigen, mich auf mich zu besinnen und mich nicht wieder umzuziehen. Unsicher bin ich immer noch, aber mir hilft meine innere Klarheit – es wird besser.«

Sich ablenken → Wenn deine Stimmung nicht gut ist, du angespannt bist oder dich etwas sehr beunruhigt, das du im Moment nicht ändern kannst, dann ist es oft sinnvoll, dich erst einmal abzulenken. Durch Ablenken schwächen sich unangenehme Gefühle ab und innere Anspannung und Unruhe lassen nach. Das können Beschäftigungen sein wie Malen, Basteln, Spazierengehen, Spielespielen, das Anschauen eines schönen Films oder Nägellackieren. Aber auch Hausarbeit kann ablenken, etwa das Zimmer oder den Schreibtisch aufräumen, staubsaugen, kochen, Spülmaschine ausräumen. Oder du lenkst dich mit eher anstrengenden Tätigkeiten ab wie Hausaufgaben oder Knobelaufgaben etc. Wenn man etwas ruhiger wird, fällt es leichter, über die Dinge nachzudenken, Lösungen zu finden oder einen anderen Blick auf die Dinge einzunehmen. In der schon erwähnten »Aktivitätenliste« (Bogen 5) haben wir viele Tätigkeiten aufgeführt, die zur Ablenkung beitragen können. Schau einmal, was du davon nutzen kannst.

> **Katy:** »Bei den warmen Mahlzeiten bin ich besonders angespannt, weil ich immer denke, die machen schneller dick als kalte Speisen. Mit meinen Eltern habe ich überlegt, wie sie mir helfen können. Sie besprechen nun mit mir, was ich nach dem Abendessen mache: mit ihnen ein Spiel spielen, Klavier üben oder mit einer Freundin telefonieren. Durch die Ablenkung lässt meine Anspannung etwas nach, weil ich dann nicht so viel Zeit habe, panisch darüber nachzudenken, wie fett und voll ich mich fühle. Mein Problem ist dadurch nicht gelöst, aber die Ablenkung hilft mir, die Zeit nach dem Essen besser zu überstehen.«

Auf die Atmung konzentrieren → Wenn wir durch etwas emotional sehr aufgewühlt sind, reagiert auch unser Körper: Herzschlag, Atmung, Muskelspannung und vieles mehr verändern sich. Vor allem bei Angst und Wut – also bei hohem akutem Stresserleben – ist es gut, wenn du auf deine Atmung achtest und diese etwas lenkst. Verlangsamen wir unsere Atemzüge, werden wir etwas ruhiger und gelöster. Halte also kurz inne und konzentriere dich auf deine Atmung. Verlangsame das Ausatmen. Zähle beim Ausatmen bis sieben, beim Einatmen bis vier, und das Ganze zehn Mal. Eine Anleitung für die Bauchatmung findest du auf Seite 105.

> **Caro:** »Meine Therapeutin hat mit mir Atemtechniken eingeübt. Die wende ich ganz oft an – vor allem wenn ich mich zu sehr unter Druck setze, in Panik gerate oder sich Wut in mir aufstaut. Danach bin ich etwas ruhiger, kann wieder besser denken und bekomme mehr hin.«

Entgegengesetzt handeln → Wir alle kennen Situationen, in denen Gefühle so stark sind, dass sie uns an etwas hindern, das aber eigentlich wichtig für uns ist. Das kann zum Beispiel die Angst sein, sich mit anderen zu verabreden, die eigene Meinung zu sagen oder Kritik zu äußern. Und dann kommt natürlich noch die Angst vor dem Essen oder einer Gewichtszunahme hinzu. In solchen Situationen ist es wichtig, die eigenen Gefühle zwar zur Kenntnis zu nehmen, nicht aber danach zu handeln. Man spricht von einem »entgegengesetzten Handeln«, das heißt, dass du trotz starker Gefühle wie Angst das tust, was dir wichtig ist und dir richtig erscheint. Doch wie schaffst du das?

- Setze ein starkes, gedankliches Stoppsignal: »Halt, stopp! Panik bringt mir jetzt nichts!«
- Achte auf deine Atmung und verlängere das Ausatmen. Dadurch wirst du etwas ruhiger.
- Prüfe deine Angstgedanken: Wie realistisch sind die Angstfantasien? Zu wie viel Prozent wird es so eintreten, wie die Angst es erwartet? Versuche realistisch zu denken.

- Ent-Katastrophisieren: Angenommen, deine Angstfantasien treten wirklich ein: Wie schlimm wäre das? Wäre es eine Katastrophe oder wäre es »nur« enttäuschend, blöd oder unangenehm? Relativiere!
- Denke an das Ziel: Warum ist es gut, in dieser Situation aktiv zu handeln? Wie wirst du dich hinterher fühlen? Suche nach Wegen, wie es gehen kann.
- Ermutige dich selbst mit einem Satz: »Ich schaffe das!« oder: »Ich mache das jetzt!«

Extreme Anspannungszustände regulieren → Traurigkeit, Verzweiflung, Leere, Schuld, Angst, Gefühle von Ohnmacht, Hilflosigkeit oder Wut können manchmal so stark sein, dass sie kaum auszuhalten sind. Sie zeigen, wie sehr uns eine bestimmte Situation gerade mitnimmt und wie sehr wir darunter leiden. Manchmal reichen in solchen Momenten die bisherigen guten Strategien nicht aus. Wenn du das auch von dir kennst und du bereits eine Therapie machst, dann hast du bestimmt bereits sogenannte Skills kennengelernt. Das sind Verhaltensweisen, die kurzzeitig dabei helfen, extreme Stress- und Anspannungszustände zu reduzieren, ohne dass man sich selbst schadet, wie dies bei Hungern, Erbrechen oder Selbstverletzungen der Fall ist. Dazu gehören zum Beispiel Gummibänder für die Handgelenke, Igelbälle, Wärmepflaster, Kühlpacks und Eiswürfel, in eine Zitronenscheibe beißen oder Liegestütze machen. Skills allein werden die Probleme nicht lösen können, sie können aber in Krisenmomenten hilfreich sein. Hole dir Hilfe! Wenn gerade keiner in deiner Nähe ist, dem du dich anvertrauen kannst, findest du am Ende des Buches Sorgen- und Notfall-Telefonnummern, professionelle Onlineportale und Beratungsmöglichkeiten. In großer Not und wenn du gar nicht mehr weiter weißt, gibt es in jeder Region in Deutschland kinder- und jugendpsychiatrische Kliniken mit einem Bereitschaftsdienst rund um die Uhr.

> **Liane:** »Wenn meine Eltern übereinander herziehen, ertrag ich das kaum – in mir ist dann so viel Anspannung! Früher habe ich mich zurückgezogen und geritzt. Heute versuche ich, solche Momente mithilfe meiner Skills zu überstehen. Ich versuche auch mehr, meine Gefühle zu akzeptieren – sie sind zu Recht da. Aber: Es sind deren Probleme miteinander, nicht meine. Ich kann nichts dafür. Dann gehe ich raus oder telefoniere mit meiner Freundin. Hinterher spreche ich mit meiner Mutter oder meinem Vater und sage ihnen, wie sehr mich ihr Streit belastet. Oft hilft das zumindest für eine gewisse Zeit.«

Für positive Gefühle sorgen: Für einen guten Umgang mit sich selbst ist es nicht nur entscheidend, mit schwierigen Gefühlen umgehen zu können. Fast noch wichtiger ist es, für genügend positive Momente zu sorgen, damit auch die Freude wieder mehr Platz hat. Alles, was Spaß macht, Vergnügen bringt, Zufriedenheit schafft und dem Wohlgefühl dient, ist willkommen. Finde also heraus, was dir guttut und was du gerne magst.

Achte darauf, dass deine Woche mit ausreichend positiven Ereignissen ausgestattet ist → Plane kleine Highlights, angenehme Beschäftigungen ebenso wie erholsame Pausen fest in deine Woche ein. Falls dir Ideen fehlen, schau noch mal auf die »Aktivitätenliste« (Bogen 5). Manchmal können auch schöne Erinnerungen – ein schöner Geburtstag, Urlaub oder Ausflug – positive Gefühle erzeugen – besonders, wenn man alte Fotos anschaut oder spezielle Lieder hört, die an einen schönen Moment erinnern. Sorge also aktiv für die positiven Gefühle in deinen Tagen. Sie helfen dabei, die Stimmung zu verbessern, wieder positiver zu denken und neue Kraft und Energie zu tanken. Und das ist enorm viel wert!

> **Caro:** »Ich weiß noch, wie ich in der Therapie nach Wegen gesucht habe, aus der Enge der Magersucht herauszufinden und wieder Schönes zu erleben. Bevor ich zum ersten Mal zur Tanzgruppe gegangen bin, war ich sehr nervös und voller Selbstzweifel. Aber ich bin total froh, es riskiert zu haben. Die Gruppe ist supernett, wir haben zweimal die Woche Training. Im Moment üben wir für einen Auftritt. Das Tanzen in der Gemeinschaft bedeutet mir viel.«

Womit verschaffst du dir positive Gefühle? Was solltest du vielleicht mehr machen?

Du hast nun eine ganze Menge über Gefühle gelernt. Gefühle sind wichtig, aber fühlen sich nicht immer gut an. Unangenehme Gefühle zu vermeiden oder zu unterdrücken ist auf Dauer keine gute Lösung und macht krank. Wir haben verschiedene Ansätze beschrieben, wie du belastende Gefühle etwas abschwächen kannst, damit sie etwas besser auszuhalten sind. Und achte darauf, was deine Gefühle dir sagen wollen: Sie geben dir Hinweise, was du vielleicht ändern solltest. Fast noch wichtiger: Sorge für ausreichend schöne und entspannte Momente! Die Freude, Kraft und

Energie, die von den guten Momenten ausgehen, schaffen eine Balance und helfen dabei, Dinge besser zu verkraften, die du vielleicht nicht ändern kannst.

Das waren jetzt eine ganze Menge an Ideen. Anhand des Bogens 13, »Meine Gefühle kennenlernen«, kannst du noch einmal reflektieren, welche Gefühle du wann in dir spürst und wie du damit umgehst. Schaue dir unsere Tipps in Ruhe an. Schau, was zu dir passt, und überlege, was du ausprobieren und üben willst. Und denke dran, etwas Neues auszuprobieren braucht immer auch Mut. Am Anfang fühlt es sich oft noch ungewohnt an, aber dann wirst du sicherer und sammelst neue Erfahrungen, die dir guttun.

DU MUSST NICHT PERFEKT SEIN!

Viele Mädchen, die an einer Magersucht leiden, sind kluge junge Menschen mit hohem Anspruch an sich selbst. Oft zeichnet sie eine hohe Anstrengungsbereitschaft (»intrinsische Motivation« oder »Disziplin«) und ein enormes Durchhaltevermögen aus. Das sind grundsätzlich gute, nützliche Eigenschaften für das Leben. Einen hohen Anspruch an sich selbst zu haben, hat viel Gutes. Wir sind bereit, uns für die Dinge anzustrengen, die uns wichtig sind. Wir erleben Befriedigung und Stolz bei Erfolgen und erhalten Anerkennung für das, was wir geschafft haben. Dies alles ist wichtig, um selbst gewählte Ziele erreichen zu können. Aber natürlich erreichen wir nicht immer alles, was wir uns vorgenommen haben. Wir müssen also auch mit Rückschlägen und Misserfolgen umgehen lernen und von manchem Ziel abrücken, wenn wir feststellen, dass es zu hochgesteckt ist oder es nicht richtig zu uns passt. Es braucht also eine Ausgewogenheit und Balance zwischen »Anspruch und Ehrgeiz« auf der einen und »Gelassenheit und Wohlwollen« auf der anderen Seite.

> **Azra:** »Es hat richtig lange gedauert, bis ich verstanden habe: Ich muss überhaupt nicht perfekt sein! Jetzt bin ich viel zufriedener mit mir und weiß, dass ich vieles kann – auch wenn mal was schiefläuft!«

Zu hohe Ansprüche und eine zu perfektionistische Herangehensweise erzeugen enormen Druck. Meist steckt dahinter der Versuch, das eigene Selbstwertgefühl zu stabilisieren und die Angst zu mindern, Fehler zu machen und nicht gut genug zu sein – damit haben wir uns im Kapitel »Persönliche Themen und deine Entwicklung« bereits beschäftigt. Leider nimmt diese Tendenz im Rahmen der Anorexie noch weiter zu: Das Denken wird enger und es wird für Betroffene schwerer, wieder den nötigen Abstand von zu hohen eigenen Maßstäben zu bekommen.

Caro: »Ich habe ständig gelernt, bis spätabends, ohne richtige Pausen. Ich habe immer gedacht, ich muss alles perfekt können, und habe mich total unter Druck gesetzt. Ich hatte ständig Angst, dass es sonst nicht reicht.«

Vielleicht kennst du das auch: ständig unter Druck stehen, gar nicht mehr zur Ruhe kommen und genießen können. Was kannst du tun, wenn du eine zu antreibende, perfektionistische Tendenz in dir wahrnimmst? Zunächst einmal ist es prima, dass du es überhaupt bemerkst. Und du kannst lernen, auf diese mildernd einzuwirken. Beobachte dein Denken und versuche gegenzusteuern:

- Tendierst du vielleicht zu einem Schwarz-Weiß-Denken? Dann übe dich darin, die Zwischentöne und Farben zu sehen: »Nicht perfekt, aber recht gut oder ganz okay.«
- Empfindest du kleine Missgeschicke und Misserfolge schnell als Katastrophe? Dann übe, dich zu beruhigen und die Situation realistisch zu bewerten: »Nicht toll, aber auch keine Katastrophe.«
- Ist dein Selbstwertgefühl zu stark von deinen Leistungen abhängig? Dann übe, dich als Person mehr wertzuschätzen: »Ich bin ein netter Mensch mit vielen Stärken. Mein Wert hängt nicht von guten Noten ab.«

Vielleicht hilft dir auch die Arbeit mit inneren Anteilen: »Die strenge Kritikerin« und »Die gute Freundin« (Bogen 14 und 15).

»Die strenge Kritikerin« → Viele Mädchen mit einer Magersucht sind sich selbst gegenüber übermäßig kritisch und streng, was meistens einer tiefverwurzelten Angst entspringt, nicht gut genug zu sein. Die Messlatte, die sie an sich selbst anlegen, ist sehr viel höher als die Erwartungen, die sie an andere haben. Sie strengen sich übermäßig an, können aber ihren überhöhten Ansprüchen nicht dauerhaft gerecht werden, sodass sie mit sich unzufrieden bleiben. Bereiche, bei denen sie noch am ehesten ihre Ziele erfolgreich erreichen können, sind Figur, Gewicht und Leistung. Vielleicht erkennst du dich darin ein wenig wieder.

Wir summieren nun all die inneren kritischen Stimmen unter dem Titel »Die strenge Kritikerin«, die ständig antreibt und nie Ruhe gibt. Sie ist an typischen gedanklichen »Muss«-Sätzen oder auch »Du darfst nicht«-Formulierungen zu erkennen:

- Du musst dich mehr anstrengen!
- Du darfst keine Fehler machen!
- Du musst dünner werden!

- Du darfst nichts Falsches sagen!
- Du musst gute Noten schreiben!
- Du darfst niemanden enttäuschen!

Kennst du auch solche Gedankensätze von dir? Welche treten bei dir auf?

»Die gute Freundin« → Mit einer so ungnädigen inneren Kritikerin ist es kaum möglich, zufrieden mit sich selbst zu sein, denn sie wirkt eher einschüchternd – findest du nicht auch? Es ergibt also viel Sinn, darauf zu achten, dass diese Kritikerin nicht zu mächtig wird. Das ist natürlich nicht einfach, aber mit der Zeit wird es leichter, den Anspruch an sich selbst auf ein gutes, gesundes Maß zu korrigieren. Lass uns eine zweite Stimme einführen: »Die gute Freundin«. Diese Stimme ist wohlwollend, freundlich, anerkennend, mitfühlend, motivierend und begrenzt die Kritikerin.

Vielleicht hast du Lust auf ein kurzes Fantasiespiel? Stell dir vor, du würdest mit einem Mädchen reden, das dir erzählt, sie stehe ständig unter Druck und habe große Angst, nicht gut genug zu sein. Was würdest du ihr sagen wollen? Dir fallen bestimmt Sätze ein, die ihr helfen. Und diese Fähigkeit, dich in andere einzufühlen und sie zu unterstützen, brauchst du auch für dich selbst! Sei dir auch selbst eine gute Freundin. Solche Sätze können dich unterstützen und dir guttun:

- Es muss nicht perfekt sein – das ist gut so!
- Alle machen mal Fehler – das ist normal!
- Du musst nicht perfekt sein!
- Ich mag dich so, wie du bist!
- Mach mal Pause für etwas Schönes!
- Hat nicht ganz geklappt – aber das ist ja nicht so schlimm!

Was fällt dir noch ein? Welche Sätze wären für dich gut? Schreib dir ein paar auf.

Die Tendenz vieler Mädchen mit einer Magersucht, alles immer richtig und perfekt machen zu wollen, führt in ihnen zu viel Stress und hoher Anspannung. Dahinter stecken meist die Angst, nicht gut genug zu sein, und das Bedürfnis, sich durch Bestleistungen immer wieder Sicherheit geben zu müssen. Das Arbeits- und Lernpensum von vielen Mädchen ist entsprechend hoch, viele sind chronisch erschöpft. Falls du dies auch von dir kennst, hilft dir womöglich der Bogen 17, »Gut lernen: ein paar Tipps«, mit verschiedenen Stressbewältigungs- und guten Selbstmanagementstrategien etwas weiter.

Und vielleicht schaust du noch einmal in das Kapitel »Du bist mehr als die Magersucht«, in dem es darum ging, ein positiveres Bild von dir selbst aufzubauen. Du hast viele gute Eigenschaften, Interessen, innere Werte, nach denen du handelst, und Menschen, die dir wichtig sind und denen du wichtig bist. Wir schließen mit ein paar Anregungen ab.

- Achte auf deine Erfolge und deine Stärken — dir gelingt viel mehr, als es dir vielleicht scheint!
- Alle erleiden mal Misserfolge. Das gehört zum Leben dazu.
- Vertraue auf das, was du kannst und bist.

Es ist ganz so, wie auch Azra es sagt: »Du musst überhaupt nicht perfekt sein!«

In Bogen 16 findest du eine Übung zum »Selbstmitgefühl«. Selbstmitgefühl bedeutet, angesichts unserer Fehler freundlich und verständnisvoll uns selbst gegenüber zu bleiben, anstatt uns zu verurteilen oder zu kritisieren. Die Dinge gelingen uns nicht immer so, wie wir sie gerne hätten. Manchmal sind wir frustriert, traurig, machen Fehler, stoßen an unsere Grenzen und bleiben hinter unseren Idealvorstellungen zurück – das alles ist menschlich. Mitgefühl mit sich selbst zu haben bedeutet, dass man seine Menschlichkeit annimmt und würdigt.

WIE DU SCHRITT FÜR SCHRITT WIEDER ANGSTFREI ESSEN KANNST

Essen gehört zum Leben, der Körper und die Seele brauchen Nahrung. Viele schöne Momente mit anderen sind mit Essen verbunden – Verabredungen, Geburtstage, Feiern, Klassenfahrten und Urlaube. Gemeinsam Essen ist Teil des sozialen Lebens und stärkt das Zusammengehörigkeitsgefühl. Dir entgehen viele genussvolle und verbindende Momente, wenn du aus Angst das Essen vermeidest. Also: Lass uns daran arbeiten, wie du Schritt für Schritt wieder angstfrei werden kannst. Für dieses Kapitel gilt wie für alle anderen: Lese nur so viel und so lange, wie du magst. Das Buch zwischendurch immer mal wieder wegzulegen und später wieder in die Hand zu nehmen, ist Teil der Auseinandersetzung mit dem Thema.

> **Lone:** »Ich hätte nicht gedacht, dass ich irgendwann wirklich wieder entspannt essen kann.«

Angstfrei und entspannt essen – ja, das geht. Wenn du Probleme mit dem Essen hast, dann ist das für dich vielleicht gerade kaum vorstellbar, aber nur Mut, Schritt für Schritt! Wichtig ist, dass du anfängst, etwas zu verändern. Angst vor dem Essen zu haben ist wirklich kompliziert, weil du nicht ausweichen kannst, wie dies für Menschen zum Beispiel mit einer Angst vor Fahrstühlen, Spritzen oder Hunden möglich ist. Mit deinen Ängsten bist du jeden Tag mehrfach konfrontiert, was es so schwierig macht. Vielleicht löst allein das Lesen dieses Kapitels Stress in dir aus. Es ist gut, dass du trotzdem weiterliest und nach deinem Weg suchen willst.

SORGE BEIM ESSEN GUT FÜR DICH

Essen ist purer Stress, wenn man an einer Essstörung leidet. Umso wichtiger ist es, dass du gut für dich sorgen lernst. Das bedeutet, herauszufinden, was dir das Essen erleichtern kann und wie du mit den vielen Stressgedanken besser umgehen kannst.

Die Mahlzeiten angenehm gestalten → In der heutigen Zeit ist es für viele Familien durch lange Schultage, Arbeitszeiten, Hobbys und ehrenamtliches Engagement schwierig geworden, gemeinsam geregelte Mahlzeiten einzunehmen. Auch trägt ein erhöhter Stresslevel in Familien dazu bei, dass die Mahlzeiten nicht als entspannt empfunden werden. Jedoch halten wir gemeinsame Mahlzeiten grundsätzlich für etwas sehr Wertvolles. Es ist jene Zeit des Tages, in der alle zusammenkommen, ein Austausch zu sämtlichen Themen stattfinden, Organisatorisches besprochen und Erlebtes erzählt werden kann. Es lohnt sich, darüber nachzudenken, wie deine Essenssituation zu Hause aussieht.

- Habt ihr geregelte gemeinsame Mahlzeiten in deiner Familie?
- Nehmt ihr euch Zeit zum Essen oder ist es eher hektisch?
- Gibt es genügend Zeit und Ruhe für Gespräche und Austausch?
- Gibt es häufig Streit beim Essen?
- Fühlst du dich von deinen Eltern gut verstanden und unterstützt?
- Achtet ihr in der Familie auf eine angenehme Atmosphäre?

Was findest du gut oder nicht gut daran, wie ihr zu Hause die Mahlzeiten gestaltet? Was würdest du dir anders wünschen? Hast du konkrete Veränderungsideen?

Vielleicht magst du mit deinen Eltern über dieses Thema sprechen und gemeinsam darüber nachdenken. Im Kapitel »Was Eltern tun können« bieten wir viele Themen an, die Eltern zum Nachdenken anregen können. Du kannst das Kapitel natürlich genauso lesen, um Ideen für mögliche Gespräche zwischen dir und deinen Eltern zu sammeln.

Stress beim Essen besser bewältigen → Wir empfehlen dir, dass du dir zunächst einen Überblick verschaffst, was in dir beim Essen vorgeht. Beobachte, welche Gedanken und Gefühle auftauchen, und notiere sie dir. Viele dieser Gedanken machen es dir schwer und hemmen dich in deinem Vorhaben, normale Mahlzeiten zu essen. Suche nach hilfreichen Gedanken, die dich beruhigen, die dir Kraft und Orientierung geben.

> **Azra:** »Ich hatte permanent Panik und war sehr angespannt beim Essen. In der Therapie haben wir nach Wegen gesucht, was mir im Umgang mit der Angst helfen kann. Ich habe gelernt, auf die Gedanken in meinem Kopf einzuwirken und mich selbst zu beruhigen. Normal zu essen war zwar trotzdem total schwer,

aber ich habe mich der Anorexie nicht mehr so ausgeliefert gefühlt. Mit der Zeit wurde es besser.«

Azra hat ihre Gedanken beim Essen aufgeschrieben. Schau einmal in ihre Notizen:

»Das ist viel zu viel – das esse ich nicht!«

»Wenn ich die Portion esse, dann wiege ich morgen 2 kg mehr!«

»Wenn ich so viel esse, dann war das ganze Hungern umsonst!«

»Warme Mahlzeiten machen noch schneller dick als kalte!«

»Ich fühle mich so fett und vollgestopft – ich halte das nicht aus!«

»Jetzt denken meine Eltern wieder, dass ich auf einem guten Weg bin – nur weil ich meine Portionen esse. Aber das stimmt nicht – mir geht es genauso schlecht wie vorher!«

Wenn du deine Gedanken kennst, dann kannst du sie auch hinterfragen, sie realistisch prüfen. Denn nicht jeder Gedanke ist wahr, nur weil er auftaucht. Nur weil du vielleicht denkst: »Ich bin viel zu dick«, heißt das noch lange nicht, dass das stimmt!

Im Laufe eines Tages entstehen Unmengen an Gedanken im Gehirn. Vielen von diesen schenken wir gar keine große Beachtung. Wer an einer Essstörung leidet, ist jedoch sehr anfällig dafür, essstörungsspezifischen Gedanken Glauben zu schenken und danach zu handeln. Diese Gedanken lösen Angst und Panik oder einen Widerwillen aus und lassen dich Dinge tun, die dir nicht guttun. Es lohnt sich also, an dieser Stelle anzusetzen! Du kannst auch mit den Bogen 18, »Die Stimme der Magersucht entmachten«, und Bogen 19, »Magersuchtsgedanken hinterfragen und verändern«, arbeiten.

- *Welche Gedanken belasten dich beim Essen? Prüfe noch einmal in Ruhe: Stimmt es wirklich, was der Gedanke dir sagt? Was spricht dafür, was spricht dagegen? Was willst du dem Gedanken entgegnen? Welche Gedanken helfen dir, die Essenssituation besser zu überstehen? Was hilft dir, was stützt dich?*

Hier ist Platz für ein paar Notizen:

Einige stützende Sätze und Ideen, die Azra sich erarbeitet hat, möchten wir hier mit dir teilen.

MEINE HILFREICHEN SÄTZE:

»Stopp – ganz ruhig. Du schaffst das!«

»Ich halte mich an meinen Essensplan, auch wenn die Anorexie mir etwas anderes sagt!«

»Essen ist etwas Normales – ich darf das!«

MEINE TIPPS FÜR MICH:

»Atme ein paarmal ruhig ein und aus!«

»Sammle dich kurz und konzentriere dich!«

»Du hast schon viel geschafft – die Mahlzeit schaffst du auch!«

»Lenke dich nach dem Essen ab! Spielen, Hausaufgaben, Chatten – alles hilft.«

Essstörungstypische Gedanken lassen sich nicht völlig abstellen. Sie werden auftauchen, auch wenn du es gar nicht willst. Gerade deswegen empfehlen wir dir: Akzeptiere, dass sie (noch) da sind. Erkenne, dass sie zu deiner Essproblematik dazugehören und sich am Anfang noch oft zu Wort melden können. Aber lass dich nicht von deinem Weg abbringen. Bei jeder Mahlzeit kannst du dich darin üben, Ruhe zu bewahren, kannst dich ermutigen und dir gut zureden, dass es wichtig und richtig ist, zu essen. Deine guten Leitsätze werden dir helfen, die Essenssituationen bestmöglich zu überstehen. Sie sind wie ein innerer Kompass.

Nimm deine Sorgen und Probleme, die sich hinter der Essstörung verbergen, ernst und kümmere dich um dich. Setze dich mit diesen Themen in der Therapie auseinander oder rede mit anderen darüber: mit deinen Eltern, deinen Freund*innen oder mit Fachleuten in einer Beratungsstelle.

Im nächsten Abschnitt tragen wir wichtige Informationen zur Ernährung zusammen. Um zu verstehen, warum eine ausgewogene Ernährung für Mädchen mit einer Anorexie so relevant ist, brauchst du diese Informationen. Anschließend wollen wir dich »an die Hand nehmen«, wie du Schritt für Schritt dein Essverhalten ändern kannst, damit du irgendwann wieder angstfrei bist und das Essen wieder genießen kannst.

INFOS ZU EINER GESUNDEN ERNÄHRUNG

Über eine längere Zeit zu wenig zu essen, hat nicht nur Auswirkungen auf das Gewicht, sondern auch auf die Psyche. Wir erzählen dir kurz von einer US-Militär-Studie aus der 1950er-Jahren, die eigentlich gar nichts mit Essstörungen zu tun hatte. Die freiwilligen Teilnehmer waren körperlich und psychisch gesunde, junge Männer, die den Kriegsdienst verweigert hatten. Die Männer sollten sechs Monate eine strenge Diät halten. Darunter nahmen sie im Durchschnitt ein Viertel ihres Gewichts ab. Es zeigte sich, dass zum Beispiel ihr Herz wesentlich langsamer schlug und die Körpertemperatur sank. Veränderungen zeigten sich nicht nur im Körper, sondern auch im Denken und Verhalten.

- Viele der Männer beschäftigten sich intensiv mit Essen, sammelten Rezepte, planten ihre Mahlzeiten im Voraus und trieben Sport, um weiter abzunehmen. Sie aßen Kaugummi, tranken Kaffee und Tee, um keinen Hunger zu verspüren, und verloren ihr Hunger- und Sättigungsgefühl. Einige hatten Heißhungeranfälle, zum Teil auch mit Erbrechen.
- Sie wurden depressiv und ängstlich, zogen sich mehr von Familie und Freunden zurück, etliche waren auch stärker gereizt.
- Einige klagten über Bauchschmerzen, Schlafstörungen, Übelkeit und Kopfschmerzen, konnten sich schlechter konzentrieren und fühlten sich erschöpft.

Die körperlichen und psychischen Symptome der Männer im Experiment, die denen einer Anorexie in Teilen ähneln, scheinen auf eine biologische Anpassungsreaktion des Körpers auf Hunger hinzuweisen. Die Parallelen sind interessant, oder?

Eine ausreichende und ausgewogene Ernährung ist eine Grundvoraussetzung dafür, dass die gedankliche Einengung mit kreisenden Gedanken ums Essen aufhört, die Stimmung besser werden kann und der Körper gesundet. Auch beugt ein regelmäßiges, über den gesamten Tag verteiltes Essen Heißhungeranfällen vor. Das ist vor allem für die Mädchen wichtig zu wissen, die unter selbst herbeigeführtem Erbrechen leiden.

Gesunde Ernährung – was heißt das? Als junge Menschen brauchen wir viel Energie: zum Wachsen, zum Denken, für die Bewegung, für die Organe, die Verdauung, das Konstanthalten der Körpertemperatur etc. Und dann wollen wir auch noch unseren individuellen Vorlieben nachgehen: Tanzen, Handballspielen,

Fahrradfahren etc. Für all das ist Energie nötig, die aus der Nahrung erzeugt wird. Bei der Ernährung werden unterschiedliche Nährstoffgruppen unterschieden, die verschiedene Aufgaben im Körper übernehmen. Schau mal in die folgende Übersicht.

NÄHRSTOFFE UND IHRE FUNKTIONEN

NÄHRSTOFFE	FUNKTION	ENTHALTEN Z. B. IN
Kohlenhydrate (größter Anteil)	Energielieferant für Muskeln, Gehirn, Organe	Brot, Nudeln, Haferflocken, Kartoffeln, Reis, Bananen, Erbsen, Bohnen, Trockenobst
Eiweiße	Baumaterial für Muskeln, Organe, Blut	Milchprodukte, Eier, Fleisch, Fisch
Fette (pflanzlich)	Kälteschutz, Energiereserve, wichtig zur Aufnahme von Vitaminen	Öle, Nüsse
Vitamine	Stärken das Immunsystem, sind wichtig für Wachstum, Knochen, Augen, Zähne	Obst, Salat, Gemüse
Mineralstoffe	Kalium, Magnesium, Calcium sind wichtig für Muskeln, Nerven, Blutregulation und Knochen	Milchprodukte, Brokkoli, Bananen, Möhren, Hülsenfrüchte, Haferflocken, Weizen-, Dinkel-, Gerstenmehl

Viele Mädchen mit einer Essstörung wollen sich vegan ernähren und fragen uns, was wir davon halten. Eine vegane Ernährung ist vor allem bei Menschen unter vierzig Jahren beliebt. Sie ist oft ein Ausdruck davon, bewusst mit sich und der Welt umgehen zu wollen, und hat durchaus viele gute Gründe. Für Erwachsene ist eine vegane Ernährung unbedenklich, solange ein möglicher Mangel an wichtigen Nährstoffen und Vitaminen ausgeglichen wird (etwa Vitamin B12). Bei jungen Menschen im Wachstum empfiehlt man die vegane Ernährung eher nicht. Mädchen, die an einer Essstörung leiden, raten wir von einer veganen Ernährung dringend ab. Ein entspanntes Verhältnis zum Essen zu entwickeln und dem Essen eine untergeordnete Rolle zukommen zu lassen, wird durch eine vegane Ernährungsform erschwert. Eine vegetarische Ernährung ist dagegen meist unkompliziert im Alltag umzusetzen.

Was war für dich in diesem Abschnitt wichtig? Mach dir ein paar Notizen, bevor es mit anderen wichtigen Dingen weitergeht.

WIE DU DEIN ESSVERHALTEN SCHRITTWEISE ÄNDERN KANNST

Jedes Mädchen, das an einer Anorexie erkrankt ist, hat mit ihrem Essverhalten besonders zu kämpfen. Aber ohne eine ausreichende Ernährung und ein gesundes Gewicht wird es dir langfristig nicht gut gehen können. Und dir entgehen viele schöne Momente mit anderen. Also: Erarbeite dir wieder ein normales Essverhalten und werde frei von deinen Ängsten. Drei Schritte sind wichtig:

1. Esse regelmäßig und ausreichend.

2. Erlaube dir die Fear-Foods (die mit Ängsten besetzt sind).

3. Werde beim Essen flexibel und entspannt.

Schritt 1 – regelmäßig und ausreichend essen → Beginne damit, wieder regelmäßig über den Tag verteilt zu essen. Drei Hauptmahlzeiten und zwei bis drei Zwischenmahlzeiten sind in der Regel notwendig. Es ist für viele Mädchen unrealistisch, innerhalb weniger Wochen ein normales Essverhalten wiederzuerlangen. Aber du kannst deine Essensmengen von Woche zu Woche steigern. Wichtig ist, dass du dich an die ganz normale Ernährung rantraust – dann wird es mit der Zeit wieder leichter. Am Beispiel von Caro zeigen wir dir, wie ein Essensplan für eine Gewichtszunahme aussehen kann. In einer Klinik lernst du von Anfang an, dich wieder an normale Portionsgrößen zu gewöhnen.

> **Caro:** »Ich fand's gut, dass wir meinen Essensplan nach und nach gesteigert haben. Am Anfang hätte ich das nie alles geschafft.«

CAROS ESSENSPLAN

FRÜHSTÜCK	2 Brötchen Butter 2 Scheiben Käse 1 Portion Marmelade, 1 Portion Honig 1 Becher Milch
ZWISCHENDURCH	1 Scheibe Vollkornbrot Butter 1 Portion Frischkäse Gurke, Paprika 1 Apfel 0,5 l Wasser für den Vormittag
MITTAGESSEN	1 normale Portion 1 Becher Joghurt 1 Glas Wasser
ZWISCHENDURCH	1 Müsliriegel, 1 Glas Fruchtsaft
ABENDESSEN	2 Scheiben (Vollkorn-)Brot mit Butter 1 Scheiben Käse 1 Scheibe Wurst (ggf. vegetarisch) Möhre, Tomaten 1 Tasse Tee
SPÄTMAHLZEIT	2 Handvoll Nüsse, 1 Glas Wasser

Caros Ernährungsberaterin hat ihr ein paar wichtige Punkte mit auf den Weg gegeben, die vielleicht auch dir Orientierung geben können:

- Kohlenhydrate sind der Hauptbestandteil der täglichen Nahrung.
- Achte auf eine Vielfalt an Lebensmitteln.
- Iss eine warme Mahlzeit am Tag.
- Nimm drei Hauptmahlzeiten und zwei bis drei kleine Zwischenmahlzeiten zu dir.
- Iss täglich Gemüse und Obst.
- Fette gehören dazu – keine Lightprodukte.
- Achte aufs Trinken: vor allem Wasser, aber auch Säfte, Tee, kein oder nur wenig Kaffee.
- Iss mit anderen gemeinsam – das macht auf Dauer mehr Spaß.

Essensprotokolle können dir dabei helfen, deine gesunde Selbstkontrolle über das Essen zurückzugewinnen und Anorexie-typische Routinen und Regeln zu durchbrechen. Im Anhang findest du den Bogen 20, »Mein Essprotokoll«, den du nutzen kannst, wenn du magst. Eine gute Wochenplanung der Mahlzeiten macht es dir leichter. Achte darauf, dass deine Wochenziele nicht zu kleinschrittig sind. Versuche, mutig voranzugehen.

> **Katy:** »Normal zu essen war anfangs die Hölle. Ohne meine Eltern hätte ich es, glaube ich, nicht geschafft. Sie sind ruhig geblieben, haben mit mir gemeinsam gegessen und mir gesagt, dass Essen wichtig und richtig für mich ist. Und dass ich das schaffe.«

Schritt 2 – Erlaube dir wieder die Fear-Foods → Du hast schon eine Menge geschafft, wenn du wieder regelmäßig, ausreichend und einmal täglich eine warme Mahlzeit isst. Aber vermutlich gibt es eine Menge an Nahrungsmitteln, die dir eigentlich schmecken, die du aber noch vermeidest. Oft sind das Pastagerichte mit Sahnesoße, mit Käse Überbackenes, Pizza, Snacks, Kuchen, Eis etc. Auch dieser Schritt, sich Nahrungsmitteln zu stellen, die man bisher weiterhin vermeidet, ist eine Herausforderung. Schreib am besten all die Fear-Foods, die du dir verbietest, auf eine Liste. Überlege, warum du diese Nahrungsmittel vermeidest. Folgende Fragen können dich unterstützen:

- Glaubst du, von den Nahrungsmitteln dick zu werden?
- Hast du Angst, nicht mehr aufhören zu können?
- Verbindest du mit diesen Produkten vielleicht unangenehme Kommentare anderer Personen?
- Hast du das Gefühl, diese Dinge nicht zu verdienen oder dich mit dem Verzicht zu bestrafen? Oder musst du sie dir als eine Art Belohnung erarbeiten?
- Hast du auf Social-Media-Kanälen erfahren oder von anderen gehört, dass du diese Dinge nicht essen solltest?

> **Liane:** »Meine Oma hat einmal auf einem Geburtstag zu meinem Vater gesagt: ›So ein Stück Kuchen kann man sich auch nur einmal im Jahr erlauben.‹ Ich glaube, es ist einer der Gründe, warum ich aufgehört habe, Kuchen zu essen – ich dachte, es sei etwas Schlechtes.«

Oft verbergen sich hinter diesen Verboten unrealistische Überzeugungen oder individuelle Geschichten, die erklären, warum manche Nahrungsmittel so starke unangenehme Gefühle auslösen. Um die Angst vor diesen Dingen zu verlieren, ist es sinnvoll, deine Ängste realistisch zu prüfen und der Angst entgegengesetzt zu handeln. Übe, dir wieder Fear-Foods zu erlauben, auf die du Lust hast. Mit der Zeit merkst du: Die Angst lässt nach. Hin und wieder etwas Schokolade oder mal ein Eis, das ist völlig normal – und schmeckt.

Wie sieht deine Liste aus und womit willst du anfangen?

Schritt 3 – flexibel und entspannt werden beim Essen → Es gehört immer wieder eine große Portion Mut dazu, Sicherheiten und Gewohnheiten loszulassen. Durch die Schritte 1 und 2 hast du noch viel Kontrolle über dein Essverhalten, was am Anfang viele Mädchen brauchen. Doch mit Schritt 3 kommt die Zeit, dass du dir und deinem Körper wieder Vertrauen schenkst und beim Essen mehr loslässt. Dein Körper wird durch das wiederkehrende Hunger-Sättigungs-Gefühl die Ernährung ganz allein regeln können. Flexibilität beim Essen kann man üben, beispielsweise durch Restaurantbesuche, Essen bei Freund*innen oder in der Schulmensa. Man übt, mit anderen frei bzw. ganz normal zu essen, ohne dass man sich Sicherheit durch Kalorienmengen, Inhaltsstoffe oder häusliche Routinen schafft.

Am Anfang kann dich dieser Schritt noch viel Überwindung kosten. Aber wenn du schon Schritt 1 und 2 geschafft hast, dann hast du allen Grund, darauf zu vertrauen, dass du auch Schritt 3 meistern wirst. Also trau dich ruhig – du wirst dabei viele Freiheiten zurückgewinnen. Du kannst auch mit Zufallsentscheidungen experimentieren. Dabei überlässt du es dem Zufall, was du wann probierst. Schreibe dazu verschiedene Herausforderungen auf Zettel wie: »Variiere dein Frühstück«, »Nimm bei einer Freundin am Abendessen teil«, »Iss in einem Restaurant«, »Nimm etwas anderes zu essen mit in die Schule«. Jede Woche ziehst du einen Zettel und lockerst damit die Routinen und Rituale deiner Magersucht auf. Es gibt viele Varianten. Vielleicht hast du bereits eine Idee. Schreibe sie am besten gleich auf.

> **Azra:** »Ich hatte viel Angst davor, bei meiner Freundin zu übernachten, weil ich ja dort dann auch mit ihrer Familie essen muss. Aber es hat sich gelohnt. Mittlerweile machen wir einmal im Monat ein Mädels-Wochenende. Das ist richtig schön.«

EIN GESUNDES GEWICHT IM BLICK

»Mein Ich hat Gewicht« ist der Titel unseres Buches. Und genauso meinen wir es: Damit deine Persönlichkeit die Kraft, Energie und Stabilität entfalten kann, die in dir steckt, brauchst du die körperlichen Voraussetzungen in Form eines gesunden Gewichts. Auch dieses Kapitel löst möglicherweise an der einen oder anderen Stelle unangenehme Gefühle und Gedanken in dir aus – das gehört zur Auseinandersetzung mit deiner Erkrankung dazu. Wir wollen dich informieren und anregen. Du entscheidest, was du von dem, was wir geschrieben haben, gebrauchen kannst. Das kann bei jeder Leserin etwas anderes sein.

> **Kim, 17 Jahre:** »Mir wurde oft gesagt, dass es mir mit einem höheren Gewicht besser gehen würde. Ich habe das nie geglaubt. Aber als ich meinen Zielbereich erreicht habe, hat es irgendwann Klick gemacht. Bestimmt nicht nur wegen des Gewichts, aber auch deswegen.«

EMPFEHLUNGEN ZUM »ZIELGEWICHT«

Es gibt verschiedene Anhaltspunkte zur Bestimmung des Zielgewichts. Zum einen hilft das Ausgangsgewicht – also das Gewicht vor der Gewichtsabnahme. Eine zweite Orientierung bietet der altersbezogene BMI, der Body-Mass-Index. Über den BMI haben wir im Kapitel »Was genau ist Magersucht?« bereits informiert. Dabei wird das Gewicht in Relation zur Körpergröße gesetzt. Und weil junge Menschen noch im Wachstum sind, wird bei Kindern und Jugendlichen zusätzlich das Alter berücksichtigt.

Der BMI ist nicht das Maß aller Dinge, aber er ermöglicht auf Grundlage einer umfangreichen Datenbasis eine Beurteilung, ob das Gewicht eines Mädchens im gesunden, im Über- oder Untergewichtsbereich liegt. Zudem wissen wir aus der Forschung, ab welchem Gewicht die Regelblutung als Zeichen der körperlichen Gesundung mit hoher Wahrscheinlichkeit wieder einsetzen wird.

Die meisten Mädchen mit einer Anorexie benötigen ein Gewicht zwischen der 20. und 25. BMI-Perzentile, um dauerhaft wieder ganz gesund zu werden. Ein Gewicht auf der 25. BMI-Perzentile bedeutet, dass 25 Prozent der Mädchen gleichen Alters und gleicher Größe ein gleiches oder niedrigeres Gewicht haben, 75 Prozent ein höheres. Schau ruhig noch mal auf die Abbildung 1 mit den Perzentilenkurven auf Seite 17.

In der Regel wird nicht ein exaktes Gewicht, sondern ein gesunder Gewichtsbereich als Behandlungsziel in einer Therapie vereinbart. Der für die Gesundheit notwendige Gewichtsbereich ist für viele Mädchen mit einer Anorexie erst mal erschreckend hoch. Wenn auch du zunehmen musst, dann versuche, nicht zu viel über das Zielgewicht nachzudenken. Konzentriere dich auf das Hier und Jetzt, denke beim Zunehmen von Monat zu Monat. So näherst du dich in Schritten einem gesunden Gewicht und wirst mit der Zeit erfahrener darin, mit Ängsten vor dem Zunehmen umzugehen. Auch stellen viele fest, dass die körperliche Veränderung beim Erreichen ihres Zielgewichts gar nicht so groß ist, wie sie es sich vorgestellt hatten. Das hängt unter anderem damit zusammen, dass Mädchen mit einer Anorexie sich deutlich dicker wahrnehmen, als sie wirklich sind. Diese Körperschemastörung wird mit der Zeit geringer. Unabhängig davon stellen viele nach dem langen Weg fest, dass das Gewicht insgesamt an Bedeutung verloren hat und sie sich körperlich und psychisch besser fühlen.

EMPFEHLUNGEN ZUM WIEGEN UND ZUNEHMEN

> **Liane:** »Ich hatte lange vor jedem Wiegetermin beim Arzt Panik: Ich hatte Angst, zu wenig zu wiegen, weil dann wieder alle von Klinik reden oder enttäuscht sein würden, und ich hatte genauso Angst, zu viel zu wiegen. Mit der Zeit habe ich mich an das höhere Gewicht gewöhnt. Auch mit den Schwankungen kann ich besser umgehen – das scheint normal zu sein.«

Den emotionalen Stress, den Liane beschreibt, kennen wir von vielen Patientinnen. Wir werden erst einmal sachlich über das Wiegen und Zunehmen aufklären.

Wir verstehen die Waage als ein für den Therapieprozess nützliches Biofeedback-Instrument. Sie gibt dir und deinem behandelnden Team Auskunft darüber, ob du mit deinen Veränderungen im Essverhalten auf einem guten Weg bist oder ob du gegebenenfalls etwas ändern solltest. Wenn du untergewichtig bist und noch am Anfang deiner Behandlung stehst, dann empfehlen wir ein wöchentliches Wiegen. Mit zunehmendem Gewicht und mehr Normalität beim Essen kann das Wiegen deutlich seltener werden. Sich mehrmals in der Woche zu wiegen, empfehlen wir nicht; das hält die gedankliche Beschäftigung und die Angst bezüglich des Gewichts eher aufrecht.

Empfohlen wird eine Gewichtszunahme von mindestens einem Kilogramm pro Monat, während einer Klinikbehandlung deutlich mehr. Steigt dein Gewicht nicht ausreichend, dann ist dies vermutlich ein Zeichen dafür, dass du deine Portionen steigern solltest. Im Bogen 21, »Meine Gewichtskurve«, kannst du dein Gewicht Woche für Woche eintragen und damit deine eigene Gewichtsentwicklung dokumentieren. So stellst du schnell fest, ob du in einem therapeutisch sinnvollen Tempo zunimmst.

Viele berichten von der Angst, dass sie zu schnell zunehmen könnten. Bei den allermeisten Mädchen mit einer Anorexie ist die Gewichtszunahme allerdings eher zu langsam, weil viele Mädchen die notwendigen Portionsgrößen zu lange vermeiden.

Bei einem niedrigen BMI empfehlen wir das Wiegen in einer Arztpraxis. Es hilft vielen dabei, dem Drang zu widerstehen, sich täglich zu wiegen. Außerdem können in einer Praxis auch Blutdruck, Puls und Temperatur als Parameter der körperlichen Gesundheit gemessen werden. Wenn du eine Psychotherapie machst, dann wird dein*e Therapeut*in mit dir und deinen Ärzt*innen absprechen, wie ihr am besten vorgeht.

Wenn du ein gesundes Gewicht erreicht hast, dann sollte das Wiegen wieder in den Hintergrund treten und nur noch gelegentlich erfolgen, denn jetzt geht es vielmehr darum, dein Vertrauen in deinen Körper zu stärken. Ein gesundes Hunger-Sättigungs-Gefühl, das die Mahlzeiten und deinen Appetit auf natürliche Weise regelt, hat sich in der Zwischenzeit vielleicht schon wieder eingestellt. Sich mit dir und deinem Körper wohlfühlen, dein Leben meistern und persönliche Themen stehen im Vordergrund.

UND WENN DAS ZUNEHMEN NICHT AUSREICHEND GELINGT?

Bei vielen Betroffenen sind die inneren Widerstände gegen das Zunehmen zwischendurch so groß, dass die Gewichtszunahme stagniert. Die Bedeutung, sich mit den Gedanken, Gefühlen und Problemen auseinanderzusetzen, die sich hinter der Essstörung verbergen, können wir nicht oft genug betonen. Du wirst dabei wichtige Erkenntnisse gewinnen und Kompetenzen im Umgang mit dir als Person und mit anderen entwickeln, die für eine Überwindung der Essstörung notwendig sind. Natürlich ist dieser Auseinandersetzungsprozess bei jedem Mädchen ganz individuell. Allgemeingültige Tipps gibt es nicht, jedes Mädchen mit seiner Lebenssituation ist einzigartig. Aber vielleicht helfen dir ein paar Denkanregungen:

Stress → Vielleicht hast du gerade besonders viel Stress. Gibt es Probleme in deiner Familie, die dich besonders belasten? Erlebst du die Schule gerade als sehr anstrengend, stehen viele Arbeiten oder Referate an? Fühlst du dich in der Klassengemeinschaft momentan sehr unwohl? Gibt es Spannungen zwischen dir und deinen Freund*innen? Bist du unruhig, weil du nicht weißt, wie es in Zukunft weitergehen soll? Fühlst du dich in deiner Liebesbeziehung nicht richtig wohl?

Sorgen → Hast du vielleicht Sorge, dass die bisherige Gewichtszunahme darüber hinwegtäuscht, dass es dir noch nicht viel besser geht? Hast du die Befürchtung, dass man dir die Magersucht bald nicht mehr ansieht? Hast du Angst, dass sich deine Eltern weniger um dich kümmern oder Alltagsanforderungen wieder steigen?

Ängste → Hast du Angst, die Kontrolle zu verlieren? Angst, dass die Gewichtszunahme immer weitergeht? Angst, eine bestimmte Gewichtsgrenze zu überschreiten oder Essanfälle zu bekommen? Angst, dass andere sehen, dass du zugenommen hast?

Vernachlässigte Bedürfnisse → Machst du es anderen in deinem Leben im Moment zu sehr recht? Stellst du deine eigenen Bedürfnisse zu sehr zurück? Passt du dich den Wünschen und Meinungen anderer zurzeit sehr an? Kümmerst du dich zu wenig um dich und um das, was du brauchst, damit es dir gut geht?

Aktuelle Konflikte → Belasten dich gerade größere Konflikte und Spannungen in deinem Umfeld oder bist du traurig, enttäuscht oder wütend und weißt nicht weiter?

Wie du siehst: Es können sich sehr viele Themen und Beweggründe hinter einer Gewichtsstagnation verbergen. Vielleicht kennst du das eine oder andere von dir, aber vielleicht gibt es bei dir auch ganz andere Hintergründe. Für all diese Themen ist es wichtig, dass du dich mit ihnen beschäftigst und nach Lösungen suchst. Sprich in deiner Therapie darüber, mit deinen Eltern oder anderen Vertrauenspersonen. Für viele Probleme lassen sich Lösungen oder zumindest Verbesserungen finden. Oder aber du kannst lernen, mit Dingen, auf die du keinen Einfluss hast, umzugehen.

Überlege:

- Welche Gedanken und Gefühle hast du bezüglich einer Gewichtszunahme?
- Was würde passieren, wenn du weiter zunimmst?
- Was schaffst du vielleicht noch nicht ausreichend ohne die »Sicherheit« der Anorexie?
- Was wünschst du dir?
- Wer oder was kann dir wie helfen?

Neben allem Verständnis für die inneren Beweggründe wollen wir aber genauso betonen: Hungern löst kein Problem – auch wenn dich die Anorexie vom Gegenteil überzeugen will. Ein Festhalten an zu engen Essensregeln und einem zu niedrigen Gewicht hält die Magersucht aufrecht. Es verhindert, wirkliche Lösungen zu entwickeln und dein Leben wieder in die Hand zu nehmen. Solange du noch zu wenig oder zu kontrolliert isst, kann es dir nicht besser und gut gehen.

Nun also zurück zu der Frage, wo du ansetzen kannst, um wieder zuzunehmen.

Überprüfe dein Essverhalten: In aller Regel muss die aufgenommene Energiemenge erhöht werden. Ein Essensprotokoll ist oft hilfreich, um sich auf jede Mahlzeit zu konzentrieren – vielleicht hast du in letzter Zeit eine Mahlzeit weggelassen. Möglich ist auch ein vorübergehender Einsatz von zusätzlichen, hochkalorischen Shakes.

Unterstützen kann dich auch eine Ernährungsberaterin, wenn sie sich mit den Besonderheiten einer Magersucht auskennt. Zum Teil werden die Kosten für eine Ernährungsberatung von den Krankenkassen übernommen.

Manchmal lohnt es sich, das eigene Bewegungsverhalten noch einmal unter die Lupe zu nehmen. Einige junge Frauen stellen fest, dass sie sich doch mehr bewegen, als sie sich eingestehen wollen.

Die Essenssituation zu Hause ist vielleicht anders zu gestalten: regelmäßige gemeinsame Mahlzeiten, entspannte Atmosphäre, keine Problemthemen während des Essens, keine kritischen Kommentare. Im Kapitel »Was Eltern tun können« gehen wir noch einmal darauf ein, wie dich deine Eltern unterstützen können.

Belohnungen und Anreize helfen vielen Betroffenen. Überlege dir – vielleicht auch mit deinen Eltern gemeinsam – welche Belohnungen oder Anreize dir zum Erreichen eines bestimmten Gewichts helfen können. Das können z. B. Wohlfühlaktivitäten wie ein Friseurbesuch, ein Shoppingausflug oder ein Kinoabend sein. Auch kann die Aussicht auf wichtige Gruppenerlebnisse die Motivation stärken, die ein gesundes Essverhalten und ein gesundes Gewicht voraussetzen, z. B. Teilnahme an einer Klassenfahrt, Anmeldung Sportverein.

Denkbar ist auch eine vorübergehend verkürzte Unterrichtsteilnahme mit Besuch der ersten bis vierten oder der ersten bis sechsten Stunde. Diese Maßnahme kann zum einen Entlastung schaffen, da Gewichtsstagnationen auch ein Ausdruck von hoher Anspannung und psychischem Druck sind. Zum anderen gelingt das Essen Betroffenen im häuslichen Umfeld meist eher als in der Schule in Gegenwart der

Gleichaltrigen. Ein gemeinsamer Austausch mit deinen Eltern und deinen Lehrkräften kann helfen, um Entlastungs- und Unterstützungsmöglichkeiten zu finden.

Steht deine hohe Anspannung mit familiären Konflikten im Zusammenhang, kann dich eine Sozialpädagogin, die vom Jugendamt organisiert wird, unterstützen. Sie hilft, die Beziehung und Kommunikation zwischen dir und deinen Eltern zu verbessern, Konflikte zu lösen und dich in deiner eigenen Entwicklung zu stärken.

Notiere am besten gleich schon deine Veränderungsideen:

AB WANN IST EINE KLINIKBEHANDLUNG NOTWENDIG?

Ausreichend zu essen und zuzunehmen ist für Mädchen, die an einer Anorexie erkrankt sind, richtig schwierig. Etliche schaffen das nicht allein aus eigener Kraft oder mit elterlicher oder therapeutischer Unterstützung. Eine Klinikbehandlung ist also nicht selten notwendig. Besonders bei einer starken oder schnellen Gewichtsabnahme oder extremem Untergewicht sind die körperlichen Alarmsignale und Folgeprobleme so gravierend, dass eine stationäre Therapie erforderlich ist.

> **Liane:** »Meine Kinderärztin hatte mir einen Termin bei einer Psychotherapeutin organisiert. Ich war total geschockt, als sie mir sagte, dass sie mir aufgrund meines niedrigen Gewichts nicht die richtige Therapie anbieten könne und ich erst einmal in einer Klinik behandelt werden müsse.«

Manchmal ist nicht das niedrige Gewicht oder sind nicht körperliche Warnsignale der Grund für eine Klinikbehandlung. Wie wir schon beschrieben haben, leiden etliche Mädchen zusätzlich an einer Depression, einer Angst- oder Zwangserkrankung oder anderen psychischen Störungen. Auch zusätzliche körperliche Erkrankungen wie Diabetes oder Morbus Crohn (chronische Entzündung des Darms) können das Gesundwerden erschweren. Und manchmal ist die Situation in einer Familie so schwierig oder konfliktgeladen, dass es kaum möglich ist, unter diesen Bedingungen gesund zu werden. Wie du siehst, gibt es unterschiedliche Gründe, warum eine Klinikzeit bei einigen Mädchen notwendig ist.

Psychotherapeut*innen und Ärzt*innen können nach einigen Gesprächen und Untersuchungen beurteilen, welche Behandlungsform am meisten Sinn macht. Im Kapitel zu den professionellen Hilfen gehen wir auf dieses Thema noch einmal genauer ein.

DU KANNST DICH IN DEINEM KÖRPER WIEDER WOHLFÜHLEN

In diesem Kapitel wollen wir dich darin unterstützen, wieder eine liebevollere, positivere Beziehung zu deinem Körper aufzubauen. Ganz unterschiedliche Möglichkeiten fallen uns dazu ein, was dabei hilfreich sein kann. Schau einmal, was du darunter für dich findest.

> **Jenny, 16 Jahre:** »Ich hatte gedacht, ich muss dünn sein, um mich besser zu fühlen. Aber als ich dünn war, habe ich mich auch nicht wohlgefühlt, nur irgendwie sicherer. Ich habe jetzt ein völlig normales Gewicht und hätte nie gedacht, dass ich mich damit okay finde. Aber insgesamt spielt das Aussehen gar nicht mehr eine so große Rolle.«

TUE DEINEM KÖRPER VIEL GUTES

Wohlwollend und freundlich mit deinem Körper umzugehen – das klingt vermutlich erst einmal fremd. Aber es lohnt sich, an dieser Stelle anzusetzen. Dein Körper hat durch die abwertenden Kommentare der Anorexie viel einstecken müssen und unter der Mangelernährung gelitten. Vermutlich gab es auch eine Menge an seelischen Verletzungen, die dazu beigetragen haben, dass du dich so unwohl in ihm fühlst. Lass uns deinem Körper nun besondere Aufmerksamkeit schenken und ihn verwöhnen üben. Es gibt viele Möglichkeiten: Angenehme, verwöhnende Tätigkeiten helfen, das Wohlgefühl zu verbessern. Auch Sport und Bewegung können zu einem positiveren Körpergefühl beitragen. Was dem Körper guttut, hilft der Seele und umgekehrt. Wir haben eine Liste mit vielen Ideen zusammengestellt, die dir ein paar Anregungen geben können. Ergänze die Liste mit den Dingen, die dir noch einfallen – je mehr, desto besser. Umkreise am besten gleich die Dinge, die du ausprobieren magst.

GUTES FÜR DEN KÖRPER

Neues Duschgel ausprobieren	Mich massieren lassen	Schwimmen gehen	An meine Lieblingsorte spazieren
Nägel lackieren	Leckeren Tee trinken	Weiche Schals oder Pullover tragen	Zur Lieblingsmusik tanzen
Gesichtsmaske auswählen und auftragen	Eine warme Wärmflasche	Fahrrad fahren	Zum Yoga gehen
Meine Haare pflegen	Sonne auf der Haut genießen	Lieblingsmusik hören	Mit einem Video meditieren
Meine Haut mit meiner Lieblingslotion eincremen	Mich verkleiden	Bodylotion aussuchen	Reiten
Ausreichend schlafen	Im Regen spazieren gehen	Den Wind auf der Haut spüren	Meinen Hund / Meine Katze streicheln
Im Garten helfen	Atemübungen	Zum Friseur gehen	Zu Feiern oder Events verkleiden
Meinen Style ausprobieren	Schneemann bauen oder rodeln gehen	Frische Bettwäsche genießen	Mit Freundin shoppen gehen
Mit anderen Sport machen	In schöner Umgebung joggen	Warm duschen, das Wasser auf Haut und Haaren spüren	Baden mit Badezusatz
Mir Zeit für eine Entspannungsübung nehmen	Dem Rauschen der Bäume lauschen	Im See oder Meer baden	Schlittschuh laufen, Kastanien sammeln, Stand-up-Paddeln

Am Anfang ist es vielleicht noch ungewohnt oder sogar unangenehm, dich selbst zu verwöhnen. Es braucht ein bisschen Mut – du wirst sicher mit der Zeit das eine oder andere für dich finden, bei dem sich deine Seele und dein Körper wieder entspannen können. Oder nimm den Bogen 22, »Dinge, die mir und meinem Körper guttun«, und suche dir gleich ein paar Dinge heraus, die du ausprobieren magst.

Dein Körper kann nichts dafür, dass du so viel psychischen Stress durchmachst. Er versucht eigentlich nur, für dich da zu sein, damit du all die Dinge erleben und machen kannst, die dir wichtig sind. Es ist gut, wenn du versuchst, ihm mehr Fürsorge und Wohlwollen entgegenzubringen. Was meinst du?

Ein paar Sätze zu Sport und Bewegung: Sport ist in der Regel gut für Körper und Seele. Er soll dir Spaß machen und keinem inneren Druck oder Zwang folgen, wie dies bei Work-outs und Walken mit Schrittzähler der Fall ist. Schau mal, welche Sport- und Bewegungsmöglichkeiten für dich infrage kommen – vieles wie Tanzen, Spazierengehen, Joggen, Reiten, Fußballspielen ist denkbar. Achte auf ein gutes Maß – ein- bis zweimal in der Woche ist prima, und zwar am besten mit anderen gemeinsam.

Wenn du allerdings zu wenig wiegst oder zu wenig isst, dann warte noch mit dem Sport. Besprich das am besten vorher mit deine*r Therapeut*in oder Ärzt*in – dann kann nichts passieren.

Ausreichend schlafen: Achte auf einen ausreichenden Schlaf, damit du dich ausgeruht fühlst und genug Energie für den Tag hast. Wenn dir das Einschlafen schwerfällt, dann suche dir entspannende, ruhige Beschäftigungen für den späteren Abend, zum Beispiel lesen oder angenehme Musik hören. Im Bett Serien schauen oder das Handy nutzen, verzögert hingegen oft das Einschlafen.

WIEDER GELASSENER WERDEN

Im Kapitel »Woher kommt deine Magersucht?« haben wir uns bereits intensiv mit Schönheitsidealen beschäftigt und wie viel Druck sie Mädchen machen können. Es hat absolut Sinn, dass du dich damit auseinandersetzt, was bei dir zu dem Wunsch, dünner zu sein, beigetragen hat. Schau ruhig noch einmal in das Kapitel zurück.

> **Katy:** »Irgendwann war ich es richtig satt, mich für mein Aussehen zu schämen. Es hat eine Weile gebraucht, bis ich mich so akzeptieren konnte, wie ich bin. Mittlerweile bin ich voll fein mit mir. Ich finde immer noch meine Beine zu dick und meine Schultern zu breit, aber das ist nicht so schlimm.«

Hier geht es nun darum, wieder gelassener zu werden und Abstand zu nehmen von diesen Schönheitsidealen. Wenn wir mit unserem Leben insgesamt zufrieden sind, dann fühlen wir uns auch in der eigenen Haut wohl – das Aussehen ist gar nicht so entscheidend. Es sind vielmehr andere Aspekte: Habe ich Freund*innen, auf die ich mich verlassen kann? Verbringe ich genügend Zeit mit Dingen, die mir Spaß machen oder die ich sinnvoll finde? Fühle ich mich in meiner Familie wohl? Bin ich mit meiner schulischen Situation einigermaßen zufrieden? Habe ich Pläne für meine Zukunft? Und nebenbei bemerkt: Fühlen wir uns nicht dann schön, wenn wir uns gesehen, gehört und stark fühlen?

Das Aussehen ist zwar für die Zufriedenheit mit der eigenen Person nicht komplett unwichtig, wird aber oft überbewertet. Sicher kennst du andere Mädchen, die nicht dünn sind, sich aber wohl in ihrer Haut fühlen, zufrieden mit sich sind und ihr Leben genießen können.

Hier ist Platz für deine Gedanken:

Schau mal, welche kritischen und selbstabwertenden Gedanken bei dir auftauchen. Oft klingen sie in etwa so:

- »Ich bin viel zu fett.«
- »Ich mag meine Haare überhaupt nicht.«
- »Mein Bauch ist ganz aufgebläht - ich halt das nicht aus!«
- »Ich kann keine Tops tragen - dazu sind meine Schultern zu breit.«
- »Alle sehen, dass ich zugenommen habe.«

Vielleicht kennst du Gedanken in dieser Art. Vielleicht sind bei dir aber auch andere besonders dominant. Welchen negativen Gedanken nimmst du bei dir wahr?

Die Körperschemastörung trägt dazu bei, dass du dich deutlich dicker wahrnimmst, als du in Wirklichkeit bist. Das macht es Mädchen mit einer Anorexie natürlich schwerer als anderen. Wichtig ist: Es sind »nur« Gedanken in deinem Kopf! Sie sind nicht objektiv und entsprechen nicht der Realität! Sie sind ein Zeichen dafür, dass du verunsichert bist und dich sehr verletzlich fühlst. Scheinbar spielen auch biologische Veränderungen im Gehirn eine Rolle, auch wenn die Forschung noch nicht ganz herausgefunden hat, wie das alles zustande kommt.

Es ist kaum möglich, diese kritischen Gedanken einfach abzustellen. Aber du kannst üben zu akzeptieren, dass sie da sind, und kannst sie begrenzen. Wenn diese negativen Gedanken auftreten, nimm sie zur Kenntnis und sage dir: »Halt, stopp, das stimmt so nicht.« Erkenne diese Gedanken als Teil deiner Essstörung. Kauf der Magersucht die Gedanken nicht ab, geh nicht ran, wenn sie anruft. Lass diese Empfindungen vorbeiziehen.

Fast noch wichtiger ist: Schreibe dir positive, hilfreiche Sätze auf, die dich ermutigen und dir die richtige Richtung zeigen. Am Anfang mögen sie noch nicht so überzeugend klingen, aber bleibe dran – mit der Zeit wächst dieser Anteil und entwickelt mehr Kraft. Hier ein paar Beispiele:

- »Die anderen mögen mich, wie ich bin. Die achten gar nicht so darauf, ob ich zugenommen habe!«
- »Die Essstörung sagt, dass ich zu dick wäre – aber das kann eigentlich nicht sein!«
- »Mein Körper ist okay – er macht es möglich, all das zu tun und zu erleben, was mir wichtig ist.«
- »Jetzt atme mal ruhig durch – du bist gut so, wie du bist!«

Übe, dich wieder freier zu machen von zu viel Selbstkritik und Selbstentwertung. Welche inneren Sätze können dir dabei helfen? Schreibe sie gleich auf.

Langfristig geht es darum, dass du dich in dir wohlfühlst und du dich so magst, wie du bist. Aus Erfahrung wissen wir aber, dass es viel Zeit braucht, bis man sich im eigenen Körper wirklich zu Hause fühlt. Arbeite also daran, dich nicht mehr so zu kritisieren und deinen Körper mehr anzunehmen. Dann hast du schon eine ganze Menge gewonnen.

NIMM DEIN SOCIAL-MEDIA-VERHALTEN UNTER DIE LUPE

Wenn man wiederum den Blick auf die Social-Media-Welt lenkt, dann spielt Schönheit eine große Rolle. Berühmte Personen wie Sänger*innen, Schauspieler*innen oder Influencer*innen nehmen einen mit in ihre Welt, die oft aufregend, grandios und lässig erscheint – eben so, wie viele junge Menschen es sich für ihre Zukunft erträumen. Natürlich kann man sich Social-Media-Posts mal anschauen und es interessant finden, das Leben anderer zu verfolgen – egal, ob Promis oder Mädchen und Jungs aus dem privaten Umfeld. Man könnte meinen: Das ist ja nicht so schlimm, denn jemand sieht doch toll aus und ist interessant. Aber viele Studien belegen, dass Social-Media-Bilder die Unzufriedenheit mit dem eigenen Aussehen besonders bei jungen Leuten erhöhen und die Stimmung drücken, wenn man viel Zeit auf solchen Plattformen verbringt. Es findet ein Vergleich des eigenen Aussehens und Lebens mit »perfekten« Bildern einer virtuellen Welt statt.

Selbst wenn man sich der Tatsache bewusst ist, dass Social-Media-Posts nicht immer das reale Leben abbilden und die Personen nicht so aussehen wie auf den Fotos und in Filmen – die Wirkung bleibt. Und oft wird man auf Social Media mit Bildern und Inhalten konfrontiert, die man eigentlich gar nicht sehen will. Das kennst du vermutlich auch, dass dir Filme und Fotos vorgeschlagen werden, die du seltsam oder schockierend findest – einfach ist das mit der Social-Media-Welt eben nicht.

Es gibt noch einen ganz anderen Aspekt, der mit einem hohen Medienkonsum einhergeht. Das betrifft die eigene Lebenszeit, die damit verbracht wird, dem Leben anderer und deren Interessen zu folgen. Lebenszeit, in der wir nicht selbst etwas aktiv erleben und tun, was uns zufrieden macht. Nimm dein eigenes Smartphone-Verhalten einmal für einen Moment unter die Lupe:

- Wie viel Zeit pro Tag verbringst du auf Social Media? Wie zufrieden bist du damit?
- Hast du auch schon einmal bemerkt, dass sich deine Stimmung durch Social-Media-Zeit verändert hat oder du kritischer auf dich selbst geschaut hast?
- Wenn du weniger Zeit mit dem Handy verbringen würdest – was würdest du stattdessen gerne machen?

Es lohnt sich, immer mal wieder das eigene Medienverhalten zu prüfen. Falls du meinst, du solltest in deinem Nutzungsverhalten etwas ändern – was wäre sinnvoll? Hier drei Vorschläge:

- automatische Bildschirmzeit-Begrenzung einstellen (du kannst wählen, welches Zeitpensum du für richtig hältst);
- Filterfunktion bei Instagram, TikTok etc. nutzen (du kannst vorgeben, bestimmte Inhalte nicht mehr vorgeschlagen bekommen zu wollen, zum Beispiel Tipps zum Abnehmen, zu Work-outs, zur Ernährung, Beauty-Tipps, bestimmte Influencer*innen, bestimmte Themen etc.);
- Smartphone abends ausschalten oder in ein anderes Zimmer legen.

Was fällt dir bei deinem Medienverhalten auf? Welche Einflüsse nimmst du bei dir wahr? Was solltest du aus deiner Sicht vielleicht ändern? Hier ist Platz für deine Gedanken und Ideen.

DICH ENTSPANNEN UND DEINEN KÖRPER WAHRNEHMEN

Auch Übungen können dabei helfen, sich wieder wohler im Körper zu fühlen – allen voran Atem-, Entspannungs- oder Yogaübungen. Andere setzen bei der Körperwahrnehmung an oder leiten dazu an, selbstabwertende innere Gespräche zu stoppen. Manche stellen wir vor – probiere sie ruhig aus. Einiges kannst du zum Beispiel auf Internetseiten der Krankenkassen kennenlernen, die wir nennen.

Atemübungen bringen wir eigentlich allen unseren Patientinnen bei, weil sie so hilfreich, leicht zu erlernen und immer anwendbar sind. Wenn wir angespannt, gestresst oder emotional aufgewühlt sind, dann ist die Atmung flach – man spricht auch von der Brustatmung. Man kann aber lernen, den Atem dahin zu führen, die Bauchatmung zu aktivieren, die auch Zwerchfellatmung genannt wird. Durch eine ruhige Bauchatmung lässt die körperliche und emotionale Anspannung nach, Muskeln und Organe entspannen sich, der Blutdruck sinkt. Atemübungen kannst du täglich machen. Zudem sind sie in konkreten Stressmomenten absolut hilfreich.

Hier findest du eine Anleitung für eine Atmenübung → Nimm dir ein paar Minuten Zeit. Suche dir einen ruhigen Ort, an dem du ungestört bist. Du kannst dich für die Übung hinlegen oder auch aufrecht stehen. Lege eine Hand auf deinen Bauch, um die Atembewegung gut wahrnehmen zu können. Achte nun auf deine Atmung und darauf, wie du einatmest – und ausatmest. Achte auf nichts anderes, sondern nur darauf, wie sich dein Bauch beim Einatmen wölbt – und beim Ausatmen senkt. Atme durch die Nase ein – und durch den Mund aus. Atme aus mit einem langen, hörbaren »ffffffffffffffffff«. Atme nun mit jedem Atemzug ein wenig länger aus. Zähle beim Ausatmen in Gedanken bis sieben und beim Einatmen bis vier. Lass den Atem frei fließen, sodass es sich angenehm anfühlt – wie eine Welle, die kommt und geht. Atme zehnmal in dieser ruhigen Atembewegung ein und aus.

Ein Video der Krankenkasse AOK mit einer Anleitung zu einer Atemübung findest du unter: https://www.youtube.com/watch?v=6dlm64za5Uw

Du kannst auch an einem Entspannungs- oder Yogakurs teilnehmen. Die Kosten werden sogar teilweise von den Krankenkassen übernommen, wenn die Kursleitung eine entsprechende Zertifizierung hat.

Eine andere körperorientierte Übung ist der »Bodyscan«. Dahinter verbirgt sich eine Wahrnehmungsübung aus der Achtsamkeitsmeditation mit einer Reise durch den gesamten Körper. Du lernst dabei, deine ganze Aufmerksamkeit nacheinander auf einzelne Körperteile zu richten und alle Körperempfindungen, Gefühle und Gedanken freundlich und wertfrei wahrzunehmen. Es gibt eine Vielzahl an Anleitungsvideos, zwei davon sollen als Beispiele genügen. Es lohnt sich, die Übungen zum Bodyscan regelmäßig zu machen. Nach einem ersten Kennenlernen erleben die meisten die Übung als unterstützend. Und das Gute ist: Du kannst sie jederzeit zu Hause in deinem Zimmer machen.

Ein AOK-Video mit einer Anleitung zum Bodyscan für Jugendliche:
https://www.youtube.com/watch?v=RLCg4mkhlAg

Ein ZEIT-Akademie-Video als Alternative für ältere Leserinnen:
https://www.youtube.com/watch?v=ueYlkX8906Q

Den Blick bzw. die Orientierung lenken zu lernen, ist wichtig. Viele Mädchen, die an einer Essstörung erkrankt sind, überprüfen ihren Bauch, ihre Beine oder andere Körperteile immer wieder in Schaufenstern oder Spiegeln. Kennst du das ebenfalls von dir? Falls auch du ständig deine Figur kontrollieren musst, empfehlen wir dir: Versuche dieses Checking, so gut es dir gelingt, zu unterlassen. Es trägt dazu bei, dass die ständige Beschäftigung mit dem Körper und das kritische Bewerten einzelner Körperteile anhält. Manche Mädchen, die wir kennen, haben extra die Spiegel aus ihren Zimmern entfernt. Vielleicht ist das ja auch etwas für dich.

Statt nur kritisch auf einzelne Körperteile zu achten, überlege stattdessen, was du an deinem Aussehen und deinem Körper magst. Da gibt es bestimmt einiges zu entdecken. Nimm dir Zeit und mach dir am besten ein paar Notizen.

Was ich an meinem Körper mag:

Es geht also darum, dass du deinen Körper wieder als Ganzes und wohlwollend betrachten lernst. Das klappt natürlich nicht sofort, aber das ist ja immer so, wenn man Gewohnheiten ändern will – bleib dran, dann wird es mit der Zeit besser.

Falls du deinem Körper gegenüber aber sehr abwertend und ablehnend eingestellt bist, dann könnte nachfolgende Übung vielleicht passend sein. Hierbei geht es um eine neutrale Wahrnehmung und Beschreibung des Körpers, ohne positive oder negative Bewertungen vorzunehmen.

Übe zu beschreiben, nicht zu werten: Stell dir vor, du sollst dein Aussehen einer anderen Person beschreiben, die dich nicht kennt und dich nicht sehen kann. Stell dich dabei am besten vor einen Spiegel und fang am Kopf an. Beschreibe die Merkmale deiner Haare, deiner Kopfform, deiner Augen, deiner Nase, deines Mundes, deiner Haut, ohne diese zu bewerten. Beschreibe deine Hände, deine Arme, deine Schultern etc. Sollten unangenehme Gedanken und Gefühle bei manchen Körperteilen auftauchen, nimm diese Regungen zur Kenntnis, aber achte darauf, in einer neutral beschreibenden Haltung zu bleiben, ohne zu bewerten.

Es gibt viele gute körperorientierte Übungen, die meist im Rahmen einer Psychotherapie zur Anwendung kommen. In diesem Buch wollen wir es bei den vorgestellten Anregungen belassen.

Damit es dir auch auf lange Sicht gut geht, haben wir im Bogen 23, »Säulen meiner Gesundheit: Auch in Zukunft gut auf mich achten«, zusammengestellt, auf was du achten kannst.

WIE ANDERE DIR HELFEN KÖNNEN

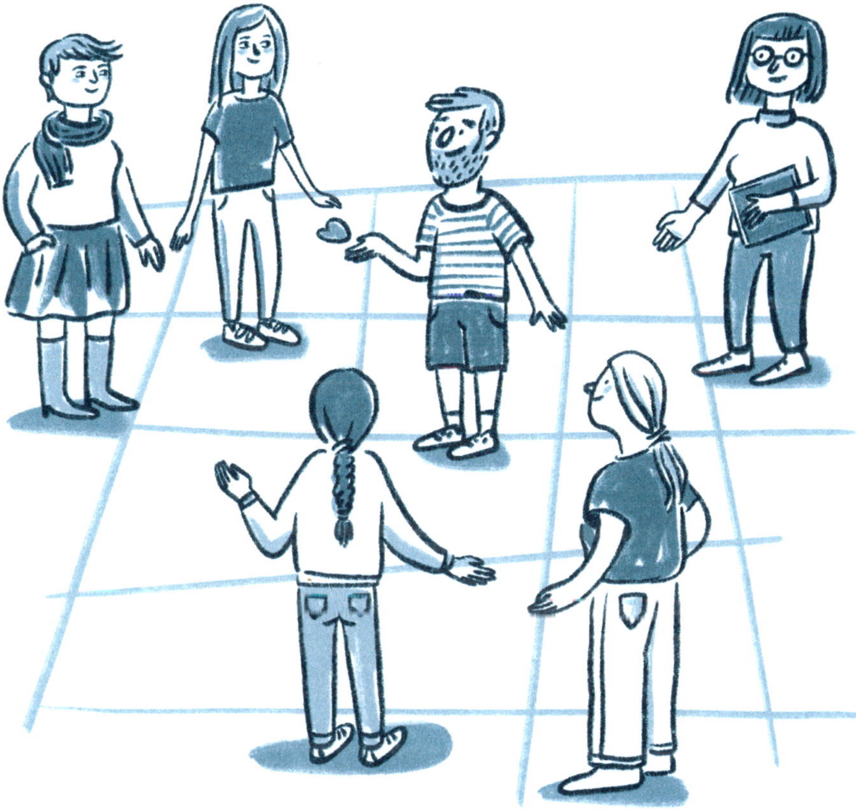

Dieses Buch ist für dich! Du fragst dich vielleicht, warum es auch Informationen und Tipps für Eltern, Lehrer*innen und Freund*innen enthält. Wir wollen dir zeigen, dass du nicht allein bist. Aus der Praxis wissen wir, wie wichtig Bezugspersonen sind, um die Essstörung zu überwinden. Deswegen sprechen wir in diesem Kapitel auch direkt jene Menschen an, die in deinem Umfeld wichtig sind: deine Eltern, Freund*innen und Gleichaltrige und Lehrer*innen.

Du kannst überlegen und entscheiden, ob du dieses Buch, dieses Kapitel oder Teile davon an andere Menschen weitergeben magst, die in deinem Leben eine Rolle spielen. Vielleicht findest du Ideen, welche Themen du bei deinen Eltern oder anderen Menschen in deinem Umfeld ansprechen magst. Auch im Rahmen einer professionellen Beratung oder Therapie können einzelne Themen aufgegriffen werden. Deine Familie und andere dir wichtige Menschen können aber auch ein eigenes Buch oder gute Internetportale nutzen, um Informationen zu finden und ein besseres Verständnis der Anorexie zu bekommen. Ein paar davon haben wir im letzten Kapitel »Hilfreiche Internetquellen und Bücher« aufgelistet.

> **Lianes Mutter:** »Lianes Vater und ich haben uns immer häufiger gestritten, schließlich ging es nicht mehr und wir haben uns getrennt. Das hat natürlich auch mir ganz schön zugesetzt. Ich musste mich ja auch um mich selbst kümmern, und natürlich um unsere Kinder. Vielleicht haben wir es etwas unterschätzt, was die Trennung für die Kinder bedeutet. Ich dachte, Liane käme ganz gut klar damit. Aber bestimmt hatten wir nicht immer im Blick, was sie braucht. Und als das mit ihrem Hungern anfing, dachte ich zuerst, dass mir das gerade noch gefehlt hat. Bestimmt war ich auch manchmal ungerecht zu Liane und hatte zunächst zu wenig Verständnis für ihre Probleme.«

Eltern, Geschwister und Freund*innen von Jugendlichen mit einer Magersucht sind verständlicherweise selbst auch belastet. Angehörige möchten die Betroffenen unterstützen, ihnen zur Seite stehen und ihnen helfen. Oft wissen sie aber nicht, wie, und fühlen sich selbst hilflos, machtlos und überfordert. Eltern fühlen sich zudem häufig schuldig und fragen sich, was sie falsch gemacht haben. Manchmal fängt man in der Familie damit an, sich gegenseitig Vorwürfe zu machen. All diese Reaktionen sind nachzuvollziehen und verständlich.

In diesem Kapitel möchten wir einige Ideen und Anregungen geben, was Eltern im Umgang mit ihren Töchtern, die von einer Magersucht bedroht oder betroffen sind, tun können und welche Haltungen und Einstellungen bei der Bewältigung der Erkrankung prinzipiell hilfreich und wichtig sind. Ebenso möchten wir kurz aufzeigen, was die Schule oder die Freund*innen tun können.

Grundsätzlich ist es wichtig, dass Eltern, Freund*innen und andere Angehörige ihre eigenen Grenzen erkennen und ernst nehmen. Wie bei anderen ernsthaften Erkrankungen auch ist professionelle Hilfe notwendig. Eine Übersicht über verschiedene Formen professioneller Hilfe finden sich im Kapitel »Professionelle Hilfe: Wer macht was?«.

WAS ELTERN TUN KÖNNEN

Die Entwicklung einer Magersucht erfolgt oft schleichend und ist anfangs nicht leicht zu erkennen. Dann wird das Ausmaß der Erkrankung aber oft sehr plötzlich deutlich. Eltern fragen sich dann, wie es so weit kommen konnte. Hätten sie schon früher etwas bemerken und etwas dagegen tun können?

Wir gehen davon aus, dass Sie als Eltern Ihr Bestes geben. Natürlich sind Eltern auch nicht perfekt und im Rückblick fallen einem Dinge auf, die man im Nachhinein gerne anders gemacht hätte. Wir möchten Sie dazu ermutigen, sich bei der Suche nach möglichen Ursachen nicht zu sehr mit Schuldgefühlen zu beladen, sondern sich mit eigenen möglichen »Fehlern« offen und ehrlich auseinanderzusetzen. Das Ansprechen familiärer Probleme und möglicher Versäumnisse kann einen wesentlichen Teil zur Genesung beitragen. Immer mehr Forschungsergebnisse zeigen zudem, dass körperliche Hintergründe der Magersucht, gesellschaftliche Ideale, Ansprüche und Entwicklungsdynamiken eine größere Rolle spielen, als lange vermutet wurde. Eltern können wesentlich dazu beitragen, dass ihr Kind wieder gesund wird. Sie sind bei der Bewältigung der Erkrankung für Ihr Kind eine besonders wichtige Ressource, wenn sie sich mit ihrem Verhalten und persönlichen Einstellungen auseinandersetzen und auch sie bereit sind, dazuzulernen.

Wie Eltern helfen können, möchten wir in einem kurzen Überblick aufzeigen. Ausführliche Informationen und Empfehlungen für Eltern – vor allem Infos zur Familienbasierten Behandlung (Family-Based Treatment, FBT) – sind in Elternbüchern und auf Onlineportalen zu finden, die am Ende des Buches genannt werden.

ZUHÖREN, ANERKENNEN UND HILFE ORGANISIEREN

Jugendliche wählen den Weg in eine Magersucht nie absichtlich. Die Erkrankung ist als Ausdruck einer tiefgreifenden Verunsicherung oder Krise zu verstehen.

- Die Magersucht gibt den betroffenen Menschen vermeintlichen Halt und ein Gefühl von Kontrolle in einer komplexen und unberechenbaren Entwicklungsphase.
- Die betroffenen Mädchen suchen im übertriebenen Schlanksein Anerkennung, wenn das eigene Selbstbewusstsein brüchig ist und sie voller Sorge sind, nicht gut und attraktiv genug zu sein.

- Die Magersucht schafft den Mädchen eine eigene Welt, in der sie sich sicher fühlen. Sie lässt Selbstzweifel und Ängste, all den Ansprüchen nicht zu genügen, oder die Sorge, das Leben nicht in den Griff zu bekommen, in den Hintergrund treten.
- Die Magersucht sichert elterliche Aufmerksamkeit und Rücksichtnahme in Zeiten, in denen sich das Kind allein und überfordert fühlt. Manchmal symbolisiert die Magersucht aber auch den Wunsch nach Autonomie und Grenzen: Ich bestimme über mich!
- Wenn die Magersucht erst einmal entstanden ist, finden aufgrund der schlechten Ernährungssituation Veränderungen im Körper und im Gehirn statt, die die Erkrankung mit aufrechterhalten.

Versuchen Sie sich als Eltern in diese oder ähnliche Beweggründe Ihrer Tochter einzufühlen → Machen Sie sich bewusst, dass eine Magersucht eine ernst zu nehmende Krankheit ist, die eine erhebliche Kontrolle über das Verhalten und Erleben der Betroffenen erlangt. Die Essstörung besitzt eine starke Macht und Eigendynamik und wird durch Teufelskreise in der Symptomatik und in den körperlichen Folgen aufrechterhalten. Dieses grundsätzliche Verständnis der Magersucht bietet Ihnen als Eltern bereits einen hilfreichen Ausgangspunkt in der Begegnung und Kommunikation mit Ihrer Tochter. Wesentliche Haltungen von Eltern, oder anderen Erwachsenen, und Botschaften an die betroffenen Jugendlichen können also sein:

- Ich bin für dich da. Ich höre dir zu (wenn du magst) und ich versuche, dich zu verstehen.
- Ich nehme deine Magersucht als Krankheit ernst. Ich weiß, dass es sehr schwierig ist und viel Kraft und Geduld braucht, sie zu überwinden. Ich helfe dir dabei und unterstütze dich bei deinen Problemen.
- Ich mache dir die Symptome deiner Erkrankung, wie das restriktive Essen, nicht zum Vorwurf. Ich stehe dir bei der Bewältigung deiner Magersucht und bei notwendigen Behandlungsschritten, so gut ich kann, zur Seite.
- Ich zeige dir, dass ich dich liebe und du so gut bist, wie du bist – unabhängig davon, was du kannst, leistest oder schaffst und wie du aussiehst.

Holen Sie sich professionelle Hilfe → Sprechen Sie mit dem Kinderarzt bzw. der Kinderärztin und lassen Sie sich beraten. Kontaktieren Sie Psychotherapeut*innen, die sich mit der Behandlung von Essstörungen auskennen. Diese können beurteilen, welches Ausmaß die Essstörung hat und welche Hilfe notwendig ist. Viele betroffene Mädchen stehen einer psychotherapeutischen oder ärztlichen Hilfe anfangs eher skeptisch oder misstrauisch gegenüber, nehmen Sie dennoch Ihre Verantwortung als Elternteil wahr: Sie sind auf diesem Gebiet keine Experten und benötigen professionellen Rat.

HINTERGRÜNDE VERSTEHEN: WIE KONNTE ES SO WEIT KOMMEN?

Die Wege in eine Magersucht können ganz unterschiedlich sein, so gut wie immer kommen viele Faktoren zusammen.

Möglicherweise kommen Ihnen bereits einige der Punkte, die wir im Kapitel »Woher kommt deine Magersucht?« beschrieben haben, bekannt vor. Warum ein Mädchen eine Anorexie entwickelt, lässt sich sicher nie allumfänglich und hundertprozentig klären. Annahmen und ein gutes Modell dafür, wie sich die Magersucht bei Ihrem Kind entwickelt hat, können allerdings helfen, die Krankheit zu verstehen, als Eltern zu helfen und professionelle Hilfe besser nachzuvollziehen.

Natürlich können Eltern nicht immer alles perfekt und richtig machen. Das Leben hält oft viele Herausforderungen und Probleme bereit, etwa eigene Erkrankungen, partnerschaftliche Krisen oder berufliche und finanzielle Probleme. Das »ganz normale Leben« ist oft schon ein Balanceakt. Gerade heutzutage ist es nicht leicht, die Bedürfnisse aller Familienmitglieder und die eigenen unter einen Hut zu bekommen. Insofern geht es nicht um Schuldzuweisungen, sondern um die Suche nach Themen, die Sie als Familie möglicherweise in den Blick nehmen können.

Aus unserer Erfahrung aus Familiengesprächen geht es oft um diese Themen:

- Wie hoch ist die Anspannung und Stressbelastung der einzelnen Familienmitglieder und wie wird mit Stress umgegangen? Gibt es ausreichend Zeit für Spaß, Freude, Genuss und Muße?
- Wie zeigen wir uns in der Familie unsere Zuneigung?
- Wie gehen wir in der Familie mit Gefühlen um?
- Wie gehen wir in unserer Familie mit Kritik und Konflikten um?
- Welche Rolle spielen Leistung und gesellschaftliche Anerkennung, welchen Stellenwert haben Aussehen und körperliche Fitness für uns Eltern?
- Belasten partnerschaftliche Probleme, Streit und Trennungstendenzen unser Kind?

- Hat noch ein weiteres Familienmitglied psychische Probleme oder eine Essstörung und wird bereits professionelle Hilfe in Anspruch genommen?
- Sind inner- oder außerfamiliäre emotionale, körperliche oder sexuelle Grenzverletzungen vorgekommen?

Neben diesen Themen können auch viele weitere familiäre Aspekte im Einzelfall bedeutsam sein. Schauen Sie, welche für Ihre Familie relevant sein mögen. Wo sehen Sie mögliche familiäre Einflüsse auf die Entwicklung Ihrer Tochter? Und vor allem auch Ansätze der zukünftigen Unterstützung?

Möglicherweise haben Sie schon Dinge im Kopf, die Sie in Zukunft, auch im Umgang mit Ihrer Tochter und im familiären Miteinander, angehen und verändern wollen. Doch wir empfehlen nicht zu viel Aktionismus. Manchmal gilt dabei: Weniger ist mehr. Gerade wenn wir uns belastet und hilflos fühlen, kann es sein, dass wir überhastet und vorschnell reagieren.

Wir möchten Ihnen empfehlen, zunächst einmal innezuhalten: Versuchen Sie, sich im Gespräch mit Ihrem Partner und schließlich auch im direkten Gespräch mit Ihrem Kind in seine momentane Situation und seine Bedürfnisse einzufühlen. Versuchen Sie, Ihrem Kind genau zuzuhören, ihm zu begegnen und zu spüren, was es braucht.

Was braucht Ihr Kind aus Ihrer Sicht gerade am meisten? Wie und wobei können Sie als Eltern Ihr Kind am besten unterstützen?

> **Caros Vater:** »Es ist uns erst schwergefallen, unsere eigene Belastung, unsere hohen Erwartungen und unser Stresslevel zu erkennen und einzuräumen. Wir waren es ja nicht anders gewohnt. Immer musste alles laufen, funktionieren und möglichst erfolgreich sein – auch Caro. Es war nicht einfach, das einzugestehen und zu merken, dass wir eigentlich auch nicht mehr konnten und oft viel zu viel von uns und Caro erwartet haben.«

AKTIVE TEILNAHME AN DER PSYCHOTHERAPIE

Die Magersucht als ernst zu nehmende Erkrankung macht in aller Regel eine zeitnahe, fachkundige Behandlung erforderlich. Wie wir schon betont haben, sind Sie als Eltern nicht das Problem der Magersucht Ihrer Tochter – aber ein wesentlicher Teil der Lösung. Bei der Behandlung der Magersucht sollten Sie daher, je nach Ihren eigenen Möglichkeiten und dem Alter Ihres Kindes, eine aktive Rolle einnehmen.

Eltern als wichtige Partner in der Behandlung → Bereits am Anfang der Behandlung sind beide Elternteile für die behandelnden Therapeut*innen und Ärzt*innen wichtige Ansprechpersonen. Im Rahmen der Diagnostik und für das bessere Verständnis der Problematik sind Ihre Einschätzungen und Informationen von großem Wert. Ebenso sollte ausreichend Raum und Zeit dafür sein, dass Sie Fragen stellen und Sorgen äußern können sowie relevante Informationen über die Krankheit und die Behandlung erhalten.

Motivation und Verlässlichkeit → Junge Menschen mit einer Magersucht sind in ihrer Motivation für eine Behandlung oft sehr ambivalent. Nicht selten hadern sie mit der Unterstützung und der Hilfe, die eigentlich notwendig ist, und haben Angst davor, die vermeintliche Sicherheit der Magersucht zu verlieren. Betroffene profitieren in dieser Situation von der Klarheit ihrer Eltern. Motivieren Sie Ihr Kind zur Behandlung, bestehen Sie freundlich, aber bestimmt auf die kontinuierliche und verlässliche Teilnahme an vereinbarten Terminen und an notwendigen Arztbesuchen.

Die große Bedeutung der Gewichtszunahme → Gerade bei starkem Untergewicht und Mangelernährung ist in der ersten Behandlungsphase Ihres Kindes eine baldige Gewichtszunahme das oberste Ziel. In der akuten Krankheitsphase (mit der Gefahr der weiteren Chronifizierung und ernst zu nehmenden körperlichen Folgen) geht es zunächst darum, dass Ihre Tochter wieder zunimmt und ihr ursprüngliches bzw. normales und gesundes Gewicht zurückerlangt. Dieser Schritt ist nicht zu ersetzen. Bei einer ausgeprägten Magersucht hat die Krankheit die Kontrolle über die Ernährung übernommen – es ist jetzt nur bedingt eine Frage des Willens oder der Eigenverantwortung, ob Ihre Tochter isst. Der Weg zur erfolgreichen Behandlung und Genesung – zu einem stabilen Selbstwertgefühl und zu Zufriedenheit mit sich und dem Leben – führt über die Gewichtszunahme. Ob dazu eine stationäre Behandlung notwendig ist oder eine ambulante Therapie ausreicht, können Psychotherapeut*innen und Ärzt*innen beurteilen. Ein Ernährungsplan, die Gewichtsziele und ihre Kontrolle werden im Rahmen der Behandlung mit allen Beteiligten festgelegt. Sie als Eltern sind also nicht allein.

Die Familie im Blick → In der nächsten Behandlungsphase können ganz unterschiedliche Themen eine Rolle spielen, die für Ihre Tochter und Ihre jeweilige familiäre Situation von Bedeutung sind. Dazu gehören, wie bereits erwahnt, unter anderem das Selbstwertgefühl Ihres Kindes, sein Umgang mit Gefühlen, das Wahrnehmen und Äußern von Bedürfnissen, seine soziale Integration, mehr Selbstständigkeit oder die Anpassung überhöhter Leistungsansprüche und Schönheitsideale. Noch stärker bezogen auf Ihre Familie kann es um das familiäre Miteinander, die gegenseitige Kommunikation und Beziehungsgestaltung gehen, um den Umgang mit Konflikten, das Äußern von Gefühlen, Bedürfnissen und Kritik oder anderen familiären Belastungen und Herausforderungen. Wichtig ist, dass Themen und Inhalte der Behandlung und der therapeutischen Gespräche mit Ihnen als Eltern abgesprochen und für Sie nachvollziehbar sind. Fragen Sie, wenn Sie etwas nicht verstehen oder nicht nachvollziehen können. Auch Sie können und sollten eigene Anliegen, Wünsche und Ideen in die Behandlung einbringen.

Offenheit und Geduld → Die Gespräche mit den behandelnden Therapeut*innen und Ärzt*innen sind ein vertraulicher, von der Schweigepflicht geschützter Raum. Nutzen Sie diesen Rahmen. Je ehrlicher und offener Sie sich einbringen, desto eher können relevante Themen besprochen und wichtige Dinge verändert werden. Respektieren Sie es, wenn Ihre Tochter bestimmte Dinge mit sich allein bzw. nur im Austausch mit der Therapeutin oder dem Therapeuten ausmachen möchte. Auch das ist wichtig für ihre Entwicklung. Und schließlich, stehen Sie Ihrer Tochter mit Geduld und Zuversicht zur Seite, denn die Behandlung braucht Zeit und es wird zwischenzeitlich auch zu Rückfällen kommen können. Versuchen Sie, als Familie zusammenzuhalten.

In diesem Ratgeber, der sich vor allem an die Betroffenen selbst richtet, können wir nur einige, wesentliche Punkte ansprechen. Eltern und andere erwachsene Bezugspersonen finden darüber hinaus in anderen Ratgebern weiterführende Informationen (siehe Seite 135).

HELFEN SIE IHREM KIND, MIT GEFÜHLEN UMGEHEN ZU LERNEN

Jungen Menschen mit einer Anorexie oder anderen Essstörungen fällt es oft schwer, ihre Gefühle richtig wahrzunehmen, mit plötzlichen Gefühlsschwankungen umzugehen und starke Emotionen zu regulieren. Aus diesem Grund haben wir im Kapitel »Werde zur Expertin deiner Gefühle« die Bedeutung von Emotionen erläutert und Wege aufgezeigt, wie man gut mit Gefühlen umgehen kann.

> **Katys Mutter:** »Manchmal war ich auch ganz schön genervt, wenn sich Katy wegen der Schule und den anderen Kindern verrückt gemacht hat. Sie hat ewig überlegt, was sie anziehen soll, hat sich lange geschminkt, war gestresst wegen Geburtstagseinladungen. Ich habe erst später richtig gemerkt, wie viel Angst Katy hatte, nicht dazuzugehören, nicht gut genug zu sein und dass sie deswegen oft traurig war.«

Sie als Eltern können durch ein einfühlsames Ernstnehmen Ihrem Kind sehr dabei helfen, seine Gefühle besser zu erkennen, zu steuern und insgesamt für sich selbst zu sorgen – also in seinen emotionalen Kompetenzen zu wachsen. Allerdings sind Eltern manchmal aus bester Absicht schnell dabei, ihren Kindern gut gemeinte Ratschläge zu geben. Für Jugendliche ist es allerdings oft wichtiger, von ihren Bezugspersonen zunächst in ihrem emotionalen Erleben wahr- und ernst genommen zu werden. Findet diese Ebene der Gefühle zu wenig Beachtung oder gar Zurückweisung, dann fühlen sich die Jugendlichen missverstanden, abgelehnt, schwach, fehlerhaft oder angegriffen. Sie ziehen sich zurück und verschließen sich oder zeigen drastischere Gefühle, reagieren vorwurfsvoll, impulsiv oder aggressiv. Dann streitet man sich – zumeist ohne Erfolgsaussichten – über die Richtigkeit in der Sache, obwohl es eigentlich um die »Richtigkeit« und Anerkennung von Gefühlen geht.

> **Lianes Vater:** »Mir war gar nicht klar, dass ich immer gleich mit Tipps reagiert habe, wenn es Liane nicht gut ging. Ich glaube, das lag daran, dass ich es schwer ausgehalten habe, sie so gefangen und unter Druck zu sehen. Ich habe mich ziemlich hilflos gefühlt und hatte ihr gegenüber auch Schuldgefühle wegen unserer Trennung. Ich musste erst einmal lernen, innezuhalten, zuzuhören und wirklich für sie da zu sein.«

Vielleicht kennen Sie die ein oder andere Situation: Ihre Tochter äußert große Sorge, Angst oder Verzweiflung, in der Schule nicht gut genug zu sein, an Gewicht zuzunehmen oder von einer Freundin abgelehnt zu werden. Sie wollen ihr helfen, indem Sie sagen: »Das ist doch nicht so schlimm, es kann doch nichts passieren« oder: »Du brauchst doch nicht so traurig zu sein!«, und geben ihr auch schon einen Tipp, wie sie mit der Sache umgehen soll. Ihre Tochter kann Ihre Bemühungen jedoch ganz anders aufnehmen: »Meine Eltern verstehen mich nicht richtig, es interessiert sie nicht, was in mir vorgeht, sie haben keine Ahnung, wie es mir wirklich geht, oder irgendwas an mir scheint wohl nicht zu stimmen, dass ich mich so fühle.«

Damit Gespräche besser gelingen, Kinder sich von ihren Eltern verstanden fühlen und Eltern als wichtige Begleiter erleben, empfehlen wir Folgendes:

- Nehmen Sie sich Zeit und hören Sie Ihrem Kind erst mal nur genau zu. Versetzen Sie sich in seine Lage.
- Melden Sie ihm zurück, welches Gefühl Sie wahrnehmen (»Du machst dir große Sorgen, du bist ganz traurig, das macht dir zu schaffen...«).
- Versuchen Sie zu verstehen, worin diese Gefühle begründet liegen, fragen Sie gegebenenfalls behutsam nach.

Melden Sie Ihrem Kind aufrichtig zurück, dass Sie sein Gefühl verstehen können, dass es (subjektiv) nachzuvollziehen ist (»Ich kann gut verstehen, dass dich das verunsichert, das würde mir auch so gehen …«). Stellen Sie das Gefühl nicht infrage.

Interessieren Sie sich, wie Ihr Kind damit umgehen möchte, und respektieren Sie seine Lösungsideen (»Wie willst du damit jetzt umgehen, was könnte dir jetzt helfen?«).

Bieten Sie erst danach Ihre Hilfe und Unterstützung an (»Wollen wir gemeinsam überlegen, was du jetzt machen kannst? Brauchst du Hilfe dabei? Soll ich dir erzählen, was mir dazu einfällt?«).

Setzen Sie sich nicht zu sehr unter Druck und versuchen Sie nicht, sich zu verstellen. Hören Sie auf Ihre Intuition und schauen Sie, wie Sie Ihrem Kind in dieser herausfordernden Zeit emotional zur Seite stehen können.

ALLGEMEINE EMPFEHLUNGEN FÜR ELTERN

Neben dieser grundsätzlichen emotionalen Begleitung Ihres Kindes können viele weitere Dinge im Umgang miteinander hilfreich sein. Diese werden wir als Anregungen hier nur kurz benennen. Schauen Sie, was für Sie passen könnte und wie es sich umsetzen ließe.

Familiäres Miteinander → Versuchen Sie trotz möglicher Belastungen und Spannungen, in der Familie ein angenehmes familiäres Miteinander aufrechtzuerhalten. Achten Sie auf eine wohlwollende, freundliche und akzeptierende Kommunikation. Nehmen Sie sich Zeit füreinander und planen Sie gemeinsame Aktivitäten, die allen Spaß machen. Versuchen Sie, sich mit unterschwelliger Kritik oder gereizten Kommentaren zurückzuhalten. Geben Sie, wenn notwendig und sinnvoll, konstruktive Kritik, die sich auf konkretes Verhalten, nicht auf die Person als Ganzes bezieht.

Förderung von Interessen → Ermutigen Sie Ihre Tochter, ihren Interessen und Hobbys nachzugehen, Kontakte zu pflegen und Freund*innen zu treffen. Wenn sie unsicher oder zögerlich dabei ist, machen Sie ihr Mut und versuchen Sie sie konkret zu unterstützen. Achten Sie dabei auf wirklich angenehme Aktivitäten, ebenso wie auf eine angemessene Dosierung des Freizeitkalenders, der nicht vor lauter Terminen platzen sollte.

Entspannungszeiten → Versuchen Sie darauf zu achten, dass Ihr Kind sich genügend Zeit für Pausen einräumt, damit es hinreichend Möglichkeiten findet, sich zu entspannen und zu erholen.

Ausgewogenheit sportlicher Aktivitäten → Sportliche Aktivitäten, Bewegung und Fitness können grundsätzlich zum Wohlbefinden beitragen. Achten Sie mit darauf, dass Ihre Tochter erst mit einem gesunden Gewicht ihre sportlichen Hobbys wieder aufnimmt und das Ausmaß sich im gesunden Rahmen bewegt.

Ernährung und Essverhalten → Achten Sie auf gemeinsame regelmäßige Mahlzeiten. Gehen Sie nicht so sehr auf zu einseitige Essenswünsche Ihrer Tochter ein, sondern erklären Sie ihr, dass eine ausgewogene Ernährung und auch eine tägliche warme Mahlzeit wichtig für sie sind – lassen Sie sich nicht auf immer neue Diskussionen ein. Kaufen Sie keine Lightprodukte und gehen Sie mit gutem Beispiel für ein normales Essverhalten voran. Machen Sie selbst keine Diät, wenn dies gesundheitlich nicht notwendig ist. Dies erschwert Ihrem Kind, wieder einen entspannten Umgang mit dem Essen und dem Körper aufzubauen. Unterlassen Sie kritische Kommentare und Vorwürfe zum Essverhalten während der Mahlzeiten und meiden Sie Problem- und Konfliktthemen während dieser Zeit. Vereinbaren Sie stattdessen regelmäßige Feedback-Gespräche außerhalb der Essenssituation, um Fortschritte und notwendige Veränderungsschritte in Ruhe zu besprechen. Holen Sie sich ruhig Unterstützung bei der Psychotherapeutin Ihres Kindes.

Schönheitsideale und Rollenklischees → Kommentieren Sie nicht die Figur Ihres Kindes, auch wenn Sie es gut meinen und Sie Ihr Kind aufbauen wollen – für Ihre Tochter sind der Körper und das Aussehen ein sehr sensibles Thema. Bieten Sie Raum für Gespräche zur kritischen Auseinandersetzung mit dem gesellschaftlichen Schönheitsideal und schaffen Sie Gelegenheiten, sich mit Ihrem Kind über den Einfluss sozialer Medien bezüglich Aussehen, aber auch weiblicher und männlicher Rollenklischees auszutauschen. Versuchen Sie Ihrem Kind einfühlsam zu helfen, sich von unrealistischen Erwartungen oder der Überbetonung von Schlanksein und körperlichen Merkmalen zu distanzieren und die Mediennutzung zu überdenken. Und: Überprüfen Sie Ihre eigene Einstellung zu den Themen Schlanksein, Aussehen und Erfolg.

Krisensituationen → Falls es besondere Belastungen oder Herausforderungen in der Familie gibt, wie Krankheiten der Eltern oder eine bevorstehende Trennung, suchen Sie das Gespräch mit Ihrem Kind. Kinder haben besondere Antennen und haben ein Recht auf Informationen und Erklärungen. Überladen Sie Ihr Kind allerdings auch nicht mit eigenen Themen oder Informationen, sondern suchen Sie sich dafür andere Ansprechpersonen.

Schuldzuweisungen → Auch wenn es überhaupt nicht um Schuldzuweisungen gehen soll oder irgendjemand etwas mit Absicht falsch gemacht hat: Räumen Sie Ihrem Kind gegenüber eventuelle Versäumnisse, Fehlverhalten oder wenig hilfreiche Umstände ein und entschuldigen Sie sich offen und ehrlich dafür (»Es tut mir leid, dass ich dich oft angeschrien habe«, »Wir haben möglicherweise zu viel gearbeitet...«, »Ich weiß, wir haben viel gestritten...«, »Vielleicht haben wir uns zu viel um andere Dinge gekümmert und haben dich gar nicht mehr so richtig im Blick gehabt...«, »Wir haben von dir sicher oft zu viel erwartet...«). Schauen Sie gemeinsam nach vorn (»Wie können wir dafür sorgen, dass das nicht wieder vorkommt...«). So können Sie Ihr Kind entlasten, gemeinsam Verantwortung übernehmen und Ihren Blick in die Zukunft richten.

Holen Sie sich Hilfe durch das Jugendamt, sollten die Probleme in Ihrer Familie miteinander nicht mehr zu lösen oder zu strapaziös für alle sein. Seien Sie offen für psychotherapeutische Hilfe, wenn sie unter eigenen psychischen Problemen leiden oder Ihnen alles über den Kopf zu wachsen droht.

Wir wissen, dass die benannten Punkte nur Anregungen sein können. Die Umsetzung erfordert sicher oft Fingerspitzengefühl, Mut, Übung, Kraft und Geduld. Versuchen Sie nicht gleich alles anders machen zu wollen. Schauen Sie, was für Sie, Ihr Kind und Ihre Familie passt und was nicht. Erlauben Sie sich, Veränderungen in kleinen Schritten anzugehen. Haben Sie Geduld und Nachsicht mit sich und den anderen, wenn nicht alles gleich klappt. Und versuchen Sie eine Balance zwischen den Bedürfnissen und Möglichkeiten Ihres Kindes und Ihren eigenen Bedürfnissen und Möglichkeiten zu finden.

ALS ELTERN FÜR SICH SELBST SORGEN

Die Magersucht eines Kindes stellt für Eltern zumeist eine immense Belastung dar. Im Umgang mit der Erkrankung sind sie emotional sehr gefordert und oft in Sorge, teilweise in Schuldgefühlen gefangen. Familiäre Konflikte und Streitigkeiten nehmen oft zunächst zu. Die Suche nach richtiger professioneller Unterstützung, Arzttermine, Untersuchungen und Befragungen, Eltern- und Familiengespräche, der Austausch mit der Schule, Fragen von Verwandten und Bekannten kosten Kraft und Anstrengung. Eine schnelle Hoffnung auf Besserung wird nicht selten enttäuscht, es braucht viel Geduld und Durchhaltevermögen. Ganz wichtig für Eltern ist es, in dieser Zeit auch an sich selbst zu denken. Eltern, die ihren Kindern ausdauernd und tatkräftig zur Seite stehen wollen, brauchen Energie und Kraft und eine ausgeglichene Stimmung.

Waren Sie schon mal Passagier in einem Flugzeug? Kennen Sie die Notfallanweisungen für einen plötzlichen Sauerstoffabfall in der Flugzeugkabine? Eltern bzw. Erwachsene müssen zuerst sich selbst die Sauerstoffmaske aufsetzen, erst dann können sie voll und ganz für ihre Kinder da sein. Erlauben Sie sich einen genaueren Blick auf die gegenwärtige familiäre Situation, Ihr Wohlbefinden und Ihre Bedürfnisse. Wie geht es Ihnen gerade? Wie ist es um Ihre Selbstfürsorge bestellt? Was könnten Sie gerade gut gebrauchen?

Denken Sie an:

- *Erholung, Entspannung und Genuss,*
- *Priorisieren und Delegieren von Aufgaben und Verpflichtungen,*
- *Zeit für eigene Hobbys und Interessen,*
- *Zeit für die Partnerschaft und Freund*innen,*
- *weitere professionelle Hilfen für die Familie (z. B. Jugendamt) oder für die eigene Gesundheit (z. B. Psychotherapie).*

WAS WÜNSCHST DU DIR VON DEINEN ELTERN?

Nachdem wir nun einige Worte direkt an deine Eltern gerichtet haben, möchten wir dich jetzt ermutigen, nachzudenken.

Was wünschst du dir von deinen Eltern? Wie und wobei könnten sie dich konkret unterstützen? Was möchtest du ihnen sagen?

*Denke dabei daran: wie ihr miteinander umgeht und sprecht, wie ihr die Zeit miteinander verbringt, wie der Alltag bei euch abläuft, was du gerne mit ihnen unternehmen würdest, was du nicht mit ihnen machen möchtest, wie sie auf deine Gefühle eingehen, wie sie in der Therapie oder bei der Behandlung mitmachen, wie sie mit deinen Freund*innen umgehen, welche Erwartungen sie an dich haben, wie sie auf deine Geschwister eingehen, wie sie mit sich selbst als Paar umgehen, wobei sie dich unterstützen können – und was dir sonst noch einfällt.*

Was möchtest du ihnen sagen?

WAS SCHULE UND LEHRKRÄFTE TUN KÖNNEN

Die Schule kann vor allem bei der Vorbeugung von Essstörungen eine wichtige Rolle spielen. Aber auch für Jugendliche, die bereits von einer Magersucht betroffen sind, sind Lehrer*innen wichtige Bezugspersonen, die im Rahmen ihrer Möglichkeiten hilfreich unterstützen und begleiten können. Obwohl es uns im Rahmen unseres Ratgebers für Jugendliche nur begrenzt möglich ist, hierauf einzugehen, möchten wir dennoch einige sinnvolle Strategien und Haltungen in einem Überblick zusammenfassen, da natürlich auch die Schule ein sehr wichtiges Lebensumfeld für Jugendliche ist.

Eine Magersucht kann sowohl die schulische Leistungsfähigkeit als auch das Arbeits- und Sozialverhalten erheblich beeinträchtigen. Anforderungen sollten den Möglichkeiten angepasst werden.

In einer akuten Phase der Erkrankung oder auch nach Zeiten der Nichtbeschulung aufgrund einer Klinikbehandlung kann für eine Wiedereingliederung eine verkürzte Beschulung vorübergehend und nach Absprache mit allen Beteiligten sinnvoll sein. Auch ist für manche Mädchen mit einem extremen Perfektionismus ein Nachteilsausgleich, durch den ein Aussetzen der Benotung oder Freistellung von Referaten vorübergehend möglich ist, hilfreich, um (wieder) eine gesunde Einstellung zu Leistung und Anstrengung zu entwickeln.

Ein offener, regelmäßiger und wohlwollender Austausch zwischen Schule, Eltern und anderen Helfenden kommt dem Kind und der Bewältigung der Essstörung zugute.

Raum und Zeit für vertrauliche Gespräche und empathisches Zuhören können zur Selbstöffnung der Jugendlichen, einer guten Beziehung und zu einem besseren Verständnis der Probleme beitragen. Auch Zuspruch und kleine Momente der Aufmerksamkeit zwischendurch sind für psychisch beeinträchtigte Jugendliche wertvoll. Sich-Gesehen-Fühlen tut jedem Menschen gut.

Die betroffenen Mädchen freuen sich über Erfolgserlebnisse und positive Rückmeldungen, auch für Bemühungen und erste Schritte, sich wieder mehr einzubringen und zu beteiligen. Jedoch sollte die Leistung nicht zu sehr betont werden.

Lehrkräfte können dabei unterstützen, Misserfolge zu verkraften und überhöhte Leistungsansprüche zu dämpfen.

Neben diesen Möglichkeiten, die betroffenen Jugendlichen auf persönlicher und individueller Ebene zu unterstützen, sind Angebote, Aktivitäten und Programme für die ganze Klasse oder die ganze Schule sinnvoll. Prinzipiell vielversprechend sind Bemühungen, den Zusammenhalt, die Solidarität und den gegenseitigen Respekt in der Klasse zu stärken und positive Gemeinschaftserlebnisse zu schaffen. Weiterhin sollten Regeln für einen fairen Umgang miteinander gemeinsam entwickelt werden, auf deren Einhaltung zu achten ist. Abschätzige Kommentare zu Aussehen, Gewicht, Figur und Kleidung und andere Formen persönlicher Anfeindung und Ausgrenzung müssen, so weit es geht, konsequent unterbunden werden. Entsprechende Vorfälle bieten zugleich die Chance, problematische gesellschaftliche Rollenbilder und Diskriminierung im Klassenverband zu diskutieren.

Darüber hinaus können Unterrichtseinheiten oder klassenübergreifende Angebote, etwa an Projekttagen, zur allgemeinen Lebenskompetenz und zur körperlichen und psychischen Gesundheit umgesetzt werden. Das gesellschaftliche Schönheitsideal und seine mediale Inszenierung können kritisch reflektiert werden, die persönliche Bedeutung von Aussehen und Ernährung können sensibel diskutiert und die eigene digitale Mediennutzung reflektiert werden. Beratungsstellen bieten oftmals unterstützende Materialien, Workshops und Projekttage an, die von Schulen genutzt werden können.

WIE KÖNNTEN DEINE LEHRER*INNEN UND DIE SCHULE DICH UNTERSTÜTZEN?

*Nun wieder zurück zu dir: Was fällt dir zum Thema Schule und zu deinen Lehrer*innen ein? Möchtest du ihnen etwas sagen? Welche Form der Entlastung, Hilfe oder Unterstützung wünschst du dir?*

WAS FREUND*INNEN TUN KÖNNEN

An dieser Stelle möchten wir einige Worte an deine Freund*innen richten. Wenn du Geschwister hast, dann kann vieles in diesem Abschnitt auch für sie hilfreich und passend sein. Für Gleichaltrige ist es oft nicht leicht, die Magersucht einer Freundin mitzuerleben und auszuhalten, und sie fühlen sich der Erkrankung gegenüber machtlos und hilflos. Für Freund*innen ist es wichtig, sich die Grenzen der eigenen Handlungsmöglichkeiten offen und ehrlich einzugestehen. Sie sollten anerkennen, dass eine Magersucht eine ernsthafte Erkrankung ist mit zum Teil schwerwiegenden gesundheitlichen Konsequenzen, die eine professionelle Behandlung erforderlich macht.

Zu Hilfe motivieren → Wenn du miterlebst, dass eine Freundin von dir größere Probleme mit dem Essen, ihrer Figur und ihrem Gewicht oder andere persönliche Probleme hat, traue dich, sie in einem ruhigen Moment und in einem vertraulichen Rahmen offen darauf anzusprechen. Versuche, ihr einfühlsam und sachlich, aber ohne Vorwürfe deine Beobachtungen und Eindrücke zu schildern. Teile deiner Freundin mit, dass du dir Sorgen um sie machst. Bitte sie darum, sich zu überlegen, professionelle Hilfe in Anspruch zu nehmen und sich ihren Eltern oder anderen Erwachsenen gegenüber zu öffnen.

Jede Behandlung gehört in die Hände von Fachleuten → Menschen, die unter einer Magersucht leiden, fällt es oft schwer, die eigene Erkrankung einzusehen und sie sich einzugestehen. Wenn deine Freundin professionelle Hilfe in Anspruch nimmt oder versucht, diese zu finden, bestätige sie in dieser Absicht und zeige ihr Anerkennung für ihren Mut. Denke daran, dass du nicht die Therapeutin oder der Arzt deiner Freundin bist oder sein kannst. Aber natürlich kannst du ihr weiter zur Seite stehen und sie unterstützen.

Sich selbst Unterstützung holen → Wenn du dir größere Sorgen um die Gesundheit einer Freundin machst, scheue dich nicht, auch deine Eltern oder andere Vertrauenspersonen um Hilfe und Rat zu bitten. Wenn es um eine mögliche ernst zu nehmende Erkrankung einer Freundin geht, ist das kein Geheimnis, das man für sich behalten und mit dem man allein klarkommen muss. Auch wenn dich die Erkrankung deiner Freundin mehr mitnimmt, als du gedacht hast, und eigene Sorgen, Ängste oder andere Probleme größer werden, zögere auch du nicht, dir gegebenenfalls Hilfe und Unterstützung für dich zu holen. Vielleicht gibt es in deiner Schule Vertrauenslehrkräfte und ein Team der Schulsozialarbeit – an die kannst du dich sicher wenden.

Suche dir Informationen → Angehörigen und Freund*innen von Menschen mit einer Essstörung kann es helfen, sich über die Erkrankung zu informieren. Informationen findest du zum Beispiel in Ratgebern wie diesem oder auf guten Internetseiten – einige listen wir am Ende des Buches auf. Vielleicht kennst du auch Erwachsene oder andere Vertraute oder Beratungsstellen, die du fragen bzw. kontaktieren kannst.

Den Betroffenen zur Seite stehen → Neben diesen grundsätzlichen Dingen, die wir dir aus unserer Erfahrung empfehlen, wollen wir jetzt noch ein paar andere Gedanken mit dir teilen, wie man den Betroffenen zur Seite stehen kann und worauf man achten sollte.

- Zeige deiner Freundin, dass du für sie da bist, und versuche, Kontakt zu ihr zu halten. Versuche ebenfalls, im Wesentlichen normal mit ihr umzugehen, so wie du es früher auch gemacht hast, ohne dich groß zu verstellen.
- Höre deiner Freundin zu und versuche, sie zu verstehen. Mache ihr die Erkrankung nicht zum Vorwurf und kritisiere sie nicht wegen ihrer Symptome. Versuche, die Beweggründe deiner Freundin und die Hintergründe ihrer Magersucht zu verstehen – ohne sie deshalb gutheißen zu müssen.
- Frage deine Freundin, womit du ihr helfen kannst. Vielleicht hat sie ja gute Ideen, zum Beispiel dass du mit ihr in der Schulmensa gemeinsam isst oder dass ihr einen gemeinsamen Filmabend macht. Lass dich nur nicht darauf ein, sie bei ihrer Gewichtsabnahme oder ihrem problematischen Essverhalten zu unterstützen.
- Verzichte auf Unterhaltung zu Themen rund um Essen, Ernährung, Gewicht und Figur. Wenn deine Freundin auf diese Themen zu sprechen kommt, mache ihr freundlich deutlich, dass du das nicht vertiefen möchtest, und wechsle zu anderen Themen.
- Unternehmt gemeinsame Dinge, die euch beiden Spaß machen, die ihr auch vor der Essstörung schon gemacht habt. Versucht, eine gute Zeit miteinander zu verbringen.
- Melde deiner Freundin, wenn du möchtest, Dinge zurück, die du an ihr magst.

Wie du sicher gemerkt hast, sind uns folgende Botschaften wichtig: Achte auf dich selbst! Du kannst die Essstörung deiner Freundin nicht selbst behandeln. Du kannst deine Freundin auch nicht dazu überreden oder sie zwingen, ihre Essstörung aufzugeben oder sich in Behandlung zu begeben. Du kannst sie ermutigen, Hilfe anzunehmen, aber letztlich ist es die Entscheidung deiner Freundin und ihrer Eltern. Bleibe mit deiner Freundin in Kontakt, unternehmt Dinge, an denen ihr Spaß habt, und redet weiterhin über die Dinge, die gerade in eurem Leben wichtig sind. Sollte deine Freundin durch die Essstörung so vereinnahmt sein, dass nur noch wenig Raum und Zeit für eure Freundschaft übrig bleibt, dann ist das kein Zeichen dafür, dass du ihr nicht mehr wichtig bist. Vielleicht ist die Magersucht gerade einfach zu mächtig. Wenn dir die Erkrankung deiner Freundin sehr zusetzt und du an deine Grenzen stößt, dann tausche dich mit anderen aus und hole dir, wenn nötig, selbst Rat, Unterstützung und Hilfe.

WAS WÜNSCHST DU DIR ALS FREUNDSCHAFTLICHE UNTERSTÜTZUNG?

*Was wünschst du dir von deinen Freund*innen? Wie können sie dir helfen und dich unterstützen? Wo verlangst und erwartest du manchmal zu viel von ihnen?*

PROFESSIONELLE HILFE: WER MACHT WAS?

Viele Mädchen mit einer Magersucht benötigen in verschiedenen Krankheitsphasen unterschiedliche Formen von Hilfe: Es gibt die ambulante Psychotherapie und die Klinikbehandlung (stationäre Therapie), auch eine teilstationäre Behandlung ist in einigen Regionen Deutschlands möglich. Die Kosten werden von den Krankenkassen übernommen.

AMBULANTE BEHANDLUNG

Bei einer ambulanten Behandlung – das heißt, du wohnst zu Hause und gehst zur jeweiligen Praxis hin – sind unterschiedliche Fachleute wichtig, die miteinander zusammenarbeiten.

> **Katy:** »Ich hatte vor der ersten Therapiesitzung große Angst, weil ich nicht wusste, was mich erwartet, aber ich konnte einfach nicht mehr. Heute bin ich sehr froh, dass ich eine Therapie gemacht habe. Allein hätte ich es nicht geschafft.«

Psychotherapeut*innen → Ein*e Psychotherapeut*in, die sich mit Essstörungen auskennt, versteht deine Probleme und hilft dir, gesund zu werden. Die Therapie findet in der Regel einmal pro Woche statt. Auch wenn du dir nicht sicher bist, ob du überhaupt eine Therapie brauchst, sind einige Gespräche ratsam. Nach ein paar Sitzungen kann ein*e Therapeut*in gut beurteilen, ob und welche Hilfe sinnvoll erscheint. Es ist nicht ganz einfach, einen Therapieplatz zu finden, da der Bedarf an Psychotherapie gerade bei jungen Leuten in den letzten Jahren noch weiter zugenommen hat. Aber mit etwas Wartezeit und Unterstützung durch deine Ärzt*innen und Eltern klappt es.

Eine Psychotherapie hilft, sich und die eigenen Probleme besser zu verstehen, fürsorglich mit sich umzugehen und die eigenen Stärken wiederzuentdecken. Durch die therapeutische Unterstützung finden viele den Mut, Dinge zu verarbeiten, die schmerzhaft sind. Vor allem stärkt eine Psychotherapie das Selbstwertgefühl und die

Fähigkeit, mit Problemen besser umgehen zu lernen. So wird ein zuversichtlicher und zufriedener Blick auf dich selbst und auf die Zukunft wieder möglich.

Bei einer Magersucht dauert eine ambulante Psychotherapie meist ein bis mehrere Jahre, je nachdem wie ausgeprägt und verfestigt die Symptomatik ist. Meistens gilt: Je früher die Betroffenen Hilfe in Anspruch nehmen, desto schneller können sie von einer Therapie profitieren. Also, falls du darüber nachdenkst, ob du dir diese Art der Hilfe suchen solltest, warte besser nicht so lange.

Eltern werden in die Behandlung einbezogen, damit auch sie verstehen, was eine Anorexie ausmacht, wie die Erkrankung entstanden ist und wie sich der Genesungsweg vermutlich entwickelt. Vor allem können sie lernen, wie sie dich gut unterstützen können. Die Therapeut*in hat eine Schweigepflicht, was bedeutet: Dinge, die du ihr anvertraust, behält sie für sich. Vor den Elterngesprächen vereinbart sie mit dir, welche Themen angesprochen werden dürfen. Um dir bestmöglich zu helfen, werden zu Beginn ein paar Vereinbarungen getroffen, die Klarheit und Orientierung schaffen und Sicherheit geben. Dazu gehören das gesundheitlich notwendige Zielgewicht, die ärztliche Betreuung und die Gewichtskontrollen. Ebenso spricht sie mit dir ab, ab wann eine Klinikbehandlung erforderlich sein würde. Dieser Rahmen schafft die Möglichkeit, sich all den Themen zuzuwenden, die zur Überwindung der Magersucht notwendig sind.

Kinder- oder Hausärzt*in, Frauenärzt*in → Für viele Mädchen und Eltern ist die kinder- oder hausärztliche Praxis die erste Anlaufstelle. Man kennt dich, hört dir aufmerksam zu und weiß, welche Untersuchungen notwendig sind, um deine körperliche Gesundheit zu beurteilen. Zu den Untersuchungen gehören:

- Messung von Größe und Gewicht, Blutdruck, Puls und Körpertemperatur,
- Betrachten von Armen und Beinen, um den Körper auf Wassereinlagerungen oder Durchblutungsstörungen zu untersuchen,
- Abhorchen des Herzes und ein EKG, um die Aktivität des Herzmuskels zu untersuchen,
- Blutbild, Urintest und Abtasten des Bauches.

In der Regel werden mit dir Termine in bestimmen Abständen vereinbart, um deine körperliche Verfassung und die Gewichtsentwicklung im Auge zu behalten. Wie engmaschig der Gewichtsverlauf beobachtet werden muss, hängt vom Schweregrad des Untergewichts oder von den Alarmsignalen des Körpers ab. Zudem kennen Ärzt*innen das psychotherapeutische Versorgungsnetz in der Umgebung und können dir bei der Suche nach einem Therapieplatz helfen.

Nicht selten ist es auch ratsam, im Laufe der Behandlung eine Frauenärztin hinzuziehen. Bei etlichen Mädchen dauert es lange, bis die Monatsblutung (wieder) einsetzt, auch wenn sich das Gewicht bereits normalisiert hat. Sollte die Monatsblutung zu lange auf sich warten lassen, kann die Frauenärztin mit dir über eine unterstützende hormonelle Behandlung nachdenken. Wenn du mit einem Jungen intim sein möchtest, dann kann dich die Frauenärztin natürlich auch über Möglichkeiten der Empfängnisverhütung beraten.

Kinder- und Jugendpsychiater*innen → Kinder- und Jugendpsychiater*innen sind Ärzt*innen mit einer Spezialisierung auf die psychischen Probleme von Kindern und Jugendlichen. In einer solchen Praxis wird eine ausführliche (auch medizinische) Diagnostik durchgeführt, um die Probleme einzuordnen und den Hilfebedarf festzustellen. Benötigt ein Kind eine Psychotherapie, dann unterstützen sie bei der Suche nach einem Therapieplatz. Wenn nötig, verschreiben Kinder- und Jugendpsychiater*innen Medikamente. Ein Medikament, das zur Behandlung der Magersucht eingesetzt werden kann, gibt es allerdings nicht. Jedoch kann eine medikamentöse Begleitbehandlung manchmal sinnvoll sein, wenn ein Mädchen neben der Anorexie auch an einer Depression, einer ADHS (Aufmerksamkeitsdefizit-Hyperaktivitätsstörung), an starken Ängsten, Unruhezuständen oder Zwängen leidet, um entsprechende Symptome abzumildern.

WEITERE ANLAUFSTELLEN

Es existieren auch zahlreiche Stellen, die eher beratend zur Seite stehen.

Ernährungsberatung → Ergänzend zur Psychotherapie ist oft eine Ernährungsberatung sinnvoll. Eine Ernährungsberaterin, die auch auf die Beratung von Menschen mit Essstörungen spezialisiert ist, kann dich über die Komponenten einer gesunden Ernährung informieren und mit dir einen für dich passenden Essensplan entwerfen. Sie hat oft viele nützliche Tipps, wie du dir das Essen im Alltag erleichtern kannst. Eine Ernährungsberatung allein reicht jedoch als Behandlung nicht aus.

Beratungsstellen → Es gibt in Deutschland viele Beratungsstellen für Menschen mit psychischen Problemen. Einige, vor allem in großen Städten, sind auf Essstörungen spezialisiert. In Beratungsstellen arbeiten Fachkräfte, die eine therapeutische Ausbildung haben, die Beratung ist kostenfrei und kann auch Wartezeiten bis zum Beginn einer Psychotherapie überbrücken.

Jugendamt → Um Familien in Notlagen, bei familiären Problemen und besonderen Herausforderungen alltagsnah zu unterstützen, kann das Jugendamt je nach Problemlage und Bedürfnissen der Familie auf Wunsch Hilfe zur Verfügung stellen. Sozialarbeiter*innen und Sozialpädagog*innen unterstützen zum Beispiel dabei, Probleme im Alltag zu bewältigen, die Kommunikation und die Beziehungen in der Familie zu verbessern, selbstständiger zu werden und neue Hobbys und Interessen zu finden.

Therapeutische Wohngruppen → Manche Mädchen schaffen es aufgrund der Schwere ihrer Erkrankung trotz einer Klinikbehandlung und ambulanter Therapie nicht ausreichend, sich in ihrem Leben zu stabilisieren. In solchen Fällen bieten spezialisierte therapeutische Wohngruppen eine Alternative auf Zeit, um sich im Alltag zu festigen und schulische und individuelle Ziele zu verwirklichen.

KLINIKBEHANDLUNG

Viele Mädchen sind durch die Erkrankung so dünn geworden, dass eine ambulante Behandlung mit einer oder auch zwei Sitzungen pro Woche nicht ausreicht. Bei starkem Untergewicht oder extremem Gewichtsverlust ist meist die Aufnahme in einer Klinik notwendig. Aber auch begleitende starke depressive Symptome, Ängste oder Zwänge können ein Grund für eine stationäre Behandlung sein. Die Notwendigkeit einer Klinikbehandlung ist kein Zeichen eines persönlichen Scheiterns oder einer mangelnden Motivation, sondern zeigt die Schwere der Erkrankung.

> **Liane:** »Erst war ich total überfordert damit, so lange von zu Hause weg sein zu müssen, aber nach den ersten Wochen wurde es besser. Am wichtigsten waren mir eigentlich die Mitpatientinnen. Wir haben sehr viel geredet und zusammen erlebt. Die Therapeuten und Betreuerinnen waren fast alle nett und immer für mich da. Die Zeit in der Klinik hat mir viel gebracht.«

Eine Klinikbehandlung dauert in der Regel mehrere Monate. Es gibt Fachkliniken für Essstörungen ebenso wie kinder- und jugendpsychiatrische Kliniken, in denen junge Menschen mit unterschiedlichen psychischen Erkrankungen – auch mit Essstörungen – behandelt werden. Ein Team aus Psychotherapeut*innen und Ärzt*innen, Ernährungsberater*innen, Sozialpädagog*innen, Erzieher*innen, Pflegekräften, Kreativtherapeut*innen, Physio- und Ergotherapeut*innen steht dir dort zur Seite.

Der Vorteil einer Klinikzeit im Vergleich zur ambulanten Behandlung ist, dass du dich ganz auf dich und das Gesundwerden konzentrieren kannst und nicht zugleich die Schule und den normalen Alltag bewältigen musst. Zudem finden in einer Klinik alle Therapieformen unter einem Dach statt, das Therapieangebot ist breiter und intensiver. Es umfasst:

- psychotherapeutische Einzel-, Familien- und Gruppensitzungen sowie eine medizinische Betreuung.
- Zur essspezifischen Therapie gehören meistens das gemeinsame Essen in der Gruppe und eine Begleitung während und nach den Mahlzeiten, eine Ernährungstherapie mit Ernährungsberatung, gemeinsames Kochen und Einkaufen sowie regelmäßige Gewichtskontrollen.
- Das therapeutische Angebot wird ergänzt durch körpertherapeutische Elemente, Entspannungs-, Yoga- und Bewegungsgruppen, kunst-, musik- oder reittherapeutische Elemente sowie Gruppensitzungen zur sozialen Kompetenz.
- Verschiedene Freizeitaktivitäten wie Spielen, Basteln, Ausflüge oder gemeinsames Musikmachen sollen eigene Interessen wecken, für Genuss und Entspannung sorgen und das Gemeinschaftsgefühl stärken.
- In der Regel gibt es einen individualisierten Unterricht, um große schulische Versäumnisse zu vermeiden.

Die Teilnahme an verschiedenen Angeboten ist oft an deine körperliche Verfassung gekoppelt. Viele Kliniken arbeiten mit einem Stufenplan, bei dem du mit steigendem Gewicht aktiver werden kannst. Natürlich dürfen dich deine Eltern besuchen, andere Verwandte und Freund*innen selbstverständlich auch, sobald es dir schon etwas besser geht. Manche Mädchen haben so große Ängste vor dem Essen, dass sie es trotz intensiver Unterstützung durch das Klinikpersonal nicht schaffen, ausreichend zu essen. In Einzelfällen kann nach Absprache mit der Betroffenen und ihren Eltern eine Ernährung über eine Nasen-Magen-Sonde erfolgen, um die Krise zu überwinden. Die Eltern werden regelmäßig eingeladen, informiert und beraten. In familientherapeutischen Sitzungen können Probleme angesprochen und Lösungen erarbeitet werden. Zusätzlich bieten einige Kliniken regelmäßig Eltern- und Familienworkshops an.

Wenn du einen Einblick in den Klinikalltag für essgestörte Mädchen bekommen willst, könnte dieses Video für dich interessant sein: https://www.youtube.com/watch?v=6-BXi1sdhPI.

In manchen Regionen Deutschlands gibt es auch ein tagesklinisches Behandlungsangebot für Mädchen mit einer Magersucht. Dabei wohnt man zu Hause und ist tagsüber bis zum späten Nachmittag in der Klinik. Es kann eine Alternative zur Klinikbehandlung sein, wenn die körperlichen Folgen der Magersucht noch nicht zu ausgeprägt und die Probleme beim Essen nicht zu groß sind.

Wie du siehst: Es gibt gute Behandlungsansätze für junge Menschen, die an einer Magersucht erkrankt sind, auch wenn es lange dauern kann, bis Betroffene wieder richtig gesund sind. Die gesundheitliche Krise macht deutlich, dass du etwas für dich tun musst und du Hilfe und Unterstützung benötigst. Doch am Ende erleben sich die allermeisten Mädchen deutlich stärker und zufriedener mit sich und ihrem Leben. Es lohnt sich, bleib dran!

Liane: »Es hat lange gedauert und oft habe ich nicht daran geglaubt, dass es mir je besser gehen wird. Es gab viele Momente, in denen ich verzweifelt war und nicht mehr konnte. Die Zeiten in der Klinik waren hart, aber letztlich auch hilfreich. Meine Eltern und ich, wir hatten viel Unterstützung von meiner Therapeutin. Auch war es gut, dass wir Hilfe vom Jugendamt hatten. Allein hätten wir das nie geschafft. Ich bin schon manchmal traurig, wenn ich daran denke, wie viel Lebenszeit mir die Magersucht geraubt hat und wie viel ich verpasst habe. Aber dann wiederum bin ich auch froh, denn ich wäre sonst nicht da, wo ich heute stehe: Ich habe mittlerweile viel Vertrauen in mich selbst, ich achte mehr auf mich, bin selbstständiger, offener und weiß, was ich will. Und das fühlt sich richtig und gut an.«

BLEIB DRAN, DU SCHAFFST DAS!

Liebe Leserin,

jetzt bist du am Ende unseres Buches angekommen. Wo du auf deinem Weg heraus aus der Magersucht stehst, wissen wir nicht, vielleicht bist du ein Stück vorangekommen.

Mit diesem Buch haben wir dir vieles mitgeben wollen, was dir eventuell helfen kann. Wir hoffen, dass du dich noch besser kennen- und verstehen lernen konntest. Bestimmt hast du einige Ideen und Anregungen gefunden, die gut zu dir und deiner Situation passen. Möglicherweise möchtest du auch bestimmte Kapitel oder Abschnitte des Buches noch einmal lesen.

So oder so, wenn du bis hierhin gekommen bist, spricht das für deinen Mut und deine Offenheit, dich mit der Magersucht und deinen Problemen auseinanderzusetzen, Hilfe zu suchen und neue Wege und Lösungen zu finden. Bleibe dran, es lohnt sich! Selbst wenn es sich im Moment noch schwer für dich anfühlen mag oder gar unmöglich erscheint, denke daran: Es gibt viele Wege aus der Magersucht, und wir sind sicher, dass du deinen Weg finden kannst. Sei geduldig mit dir und bleibe auf jeden Fall offen für Hilfe. Aus unserer Arbeit mit anderen betroffenen Mädchen wissen wir, dass es den allermeisten früher oder später wieder besser und sogar richtig gut geht. Eines Tages wird es sich gut anfühlen, die Magersucht Schritt für Schritt hinter dir zu lassen und in ein neues, selbstbestimmteres Leben zu starten.

Azra hat die Magersucht überwunden und beschreibt ihr Gefühl dazu wie folgt: »Ich fühle mich erleichtert, fast so, als könnte ich das erste Mal seit Langem wieder richtig aufatmen.«

Wir haben in unserem Buch versucht, folgende Dinge deutlich zu machen:

Eine Magersucht ist eine ernst zu nehmende, auch lebensbedrohliche Erkrankung, die viele negative psychische und körperliche Folgen hat. Die Ursachen und Hintergründe für eine Anorexie können ganz unterschiedlich sein und müssen für jede einzelne Betroffene speziell geklärt werden. Es ist wichtig zu versuchen, die Geschichte hinter der eigenen Erkrankung besser zu verstehen. Vordergründig scheint die Essstörung eine Lösung zu sein, um Probleme im Leben besser in den Griff zu bekommen. Doch das ist letztlich ein Trugschluss, eine Sackgasse. Du bist mit Sicherheit nicht schuld und verantwortlich für deine Erkrankung – aber du bist diejenige, die dafür sorgen kann, dass du sie überwindest. Dafür braucht es deine ganze Kraft und deinen Mut sowie Hilfe von anderen, um die eigentlichen Ursachen zu erkennen und anzugehen.

Und vergiss nicht: Du bist viel mehr als deine Magersucht.

Auch wenn die Essstörung dir den Blick dafür oft verstellt, bist du einzigartig, hast viele Stärken und besondere Seiten. Ebenso hast du sicher Menschen um dich herum, denen du wichtig bist und die dir etwas bedeuten. Wenn du dir dessen nicht sicher bist, kannst du diese Menschen finden und ihnen in Zukunft begegnen. Und: Es gibt viele wirkungsvolle fachliche Hilfen. Sei offen dafür und lass dir helfen.

Wir hoffen, dass dich unser Buch ermutigt und unterstützt hat und möchten uns für dein Interesse bedanken. Du verdienst Respekt dafür, dass du dich mit deinen Problemen auseinandersetzt, Hilfe und Lösungen suchst und neue Wege ausprobieren willst. Wir glauben daran, dass auch du deine innere Kraft und Stärke finden wirst, und wünschen dir alles Gute dabei. Auch wenn es Zeit braucht: Du schaffst das!

Herzliche Grüße

Dorothe Verbeek und Gunter Groen

HILFREICHE INTERNETQUELLEN UND BÜCHER

HILFREICHE INTERNETSEITEN

https://www.bzga-essstoerungen.de/

Die Bundeszentrale für gesundheitliche Aufklärung (BzgA) informiert über Magersucht und andere Essstörungen bei Kindern und Jugendlichen. Ebenso wird über Begleiterkrankungen wie soziale Ängste oder Depressionen aufgeklärt. Zahlreiche Materialien für Betroffene, Eltern und Lehrkräfte wie auch eine Datenbank mit therapeutischen Wohngruppen stehen zur Verfügung.

https://www.ninette.berlin

Interaktiver Comic über die Geschichte der 14-jährigen Janette, die an einer Magersucht erkrankt ist. Mit Zusatzinformationen zur Aufklärung und Behandlung.

https://www.psychenet.de

Informationen zu unterschiedlichen psychischen Erkrankungen, u.a. Magersucht, mit Selbsttest, Kinospot zum Thema Essstörungen und vielem mehr.

https://www.dgess.de/wissen/fuer-betroffene-und-angehoerige

Deutsche Gesellschaft für Essstörungen mit Informationen, Selbsttest, Videos für Betroffene und Angehörige.

https://open.spotify.com/episode/5qyjRvnQfZzOpUedNKhkXb

»Essstörungen: Magersucht, Bulimie und Binge Eating – mit Dr. Silke Naab«, Podcast aus der Reihe »Ist das noch gesund?« der Techniker Krankenkasse.

https://essstoerungen-frankfurt.de/stopbodyshaming

Podcast, in dem mit unterschiedlichen Menschen über das Thema Bodyshaming gesprochen wird.

https://bodyimagemovement.com/

Taryn Brumfitt ist Australierin und Gründerin der »Body Image Movement«-Bewegung. Sie hat gemeinsam mit Nora Tschirner den Film »Embrace – Du bist schön!« produziert. 2022 ist ihr neuer Film »Embrace Kids« erschienen.

CHATFOREN UND ANLAUFSTELLEN IN KRISEN

www.jugendnotmail.de

Plattform für Kinder und Jugendliche, um Sorgen anonym einem professionellen Beratungsteam anzuvertrauen. Es werden auch moderierte Foren und Themenchats angeboten.

www.krisenchat.de

Professionelle Chatberatung rund um die Uhr für Jugendliche und junge Erwachsene unter 25 Jahren, die akut Hilfe benötigen.

www.fideo.de

Fighting Depression online: Stark gegen Depression. Information, Beratung und Austauschmöglichkeit in Chatforen für junge Menschen ab 14 Jahre.

https://www.nummergegenkummer.de/kinder-und-jugendberatung/kinder-und-jugendtelefon/

Kinder- und Jugendtelefon, Tel. 116111, anonym und kostenlos.

https://elternnetzwerk-magersucht.de/informationen/fbt

Netzwerk von Eltern im deutschsprachigen Raum, deren Kinder an Anorexia nervosa erkrankt sind und die Unterstützung, Information und Hilfe anbieten.

HILFREICHE BÜCHER

Brochmann, N. & Stokken Dahl, E. (2020). Schamlos schön: Klartext über Pubertät, wirre Gefühle und den Mut, du selbst zu sein. Hamburg: Dressler Verlag.

Ganci, M. (2021). FBT überleben. Kompetenzhandbuch für Eltern: Familienbasierte Behandlung (FBT) für Anorexia nervosa bei Kindern und Jugendlichen. LMD publishing.

Groen, G. & Verbeek, D. (2024). Wieder besser drauf. Wie du mit Stimmungstiefs und Depressionen umgehen kannst. 3. Aufl. Köln: Psychiatrie Verlag.

Preuss-van Viersen, H. (2023). BeYOUtiful. Wie du mit deinem Körper Freundschaft schließt. Köln: Psychiatrie Verlag.

Treasure, J., Smith. G. & Crane, A. (2020). Unterstützung für Angehörige von Menschen mit Essstörungen. Wien: Facultas.

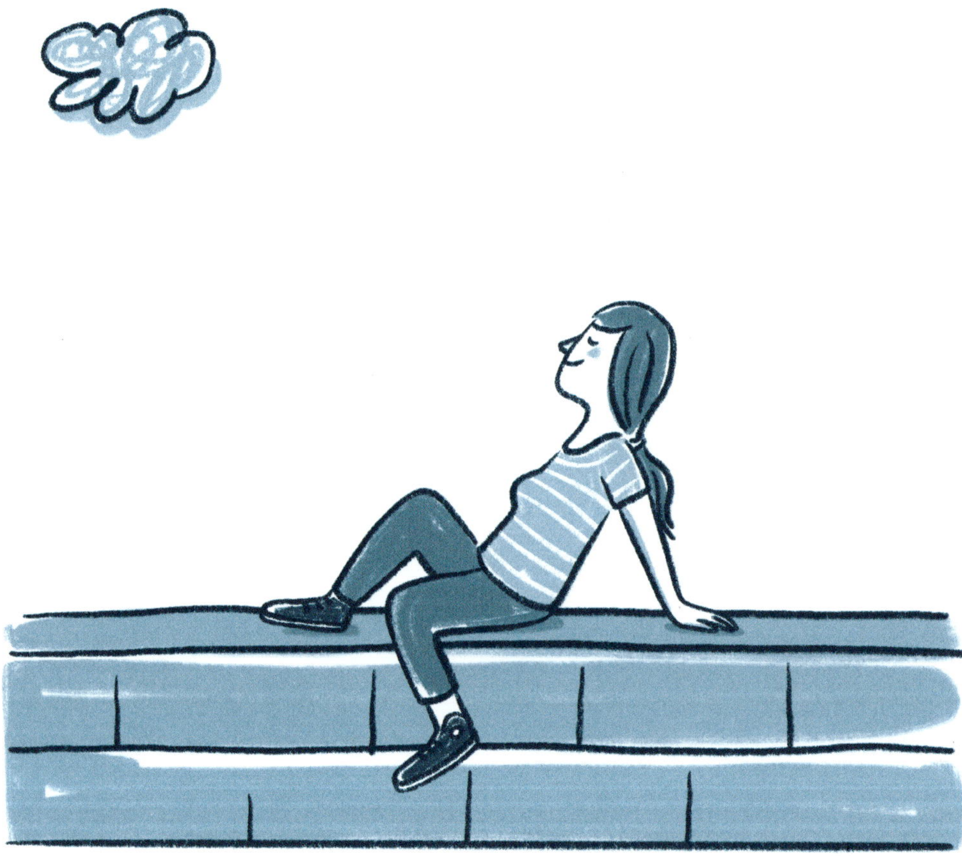